美
念
之
今
light

我的芹菜汁生活
喝出沒有慢性病的體質

1500天的親身體驗，
善用芹菜汁的強大抗發炎作用，修復身心各種小毛病

有效逆轉慢性病、淺眠、腦霧、心律不整、皮膚、腸道與落髮等各種困擾……

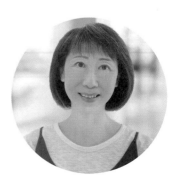

容姐的健康生活頻道創立者
吳念容 著

晨星出版

規劃你的芹菜汁生活藍圖

同學會時，我眼前出現了一個穿著熱褲、時髦短衫、身材如少女般婀娜曼妙、神清氣爽的輕盈仙女，正是本書的作者——我的同學吳念容。她本人所呈現令人稱羨的極佳狀態，已為本書做了最佳見證。

三年前，我突然出現非常嚴重的自律神經失調現象，如心律不整、心悸、頭暈、無法入眠等症狀，痛苦至極，念容很熱心地為我介紹芹菜汁飲食的排毒方法。這套排毒方法確實如她在書中所描述的，需要極大的堅持與耐性。即便我無法百分之百實踐，但是念容總是很有耐心地為我解析所有症狀可能產生的原因，導正我很多錯誤的觀念。我才理解到，長年緊繃忙碌的我，身體早已長期發炎，體內也可能潛藏著不斷作亂的 EB 病毒，更因經年累月堆積的重金屬而導致中毒現象。任憑看再多醫生、吃再多藥都沒用，唯有讓身體澈底的排毒，才是根本的解決之道。在不斷調整飲食與作息之後，我的身體確實明顯轉好。

這幾年來，念容非常專注地研究並親身實踐芹菜汁飲食的排毒法，也為許多找不出原因而深陷病苦的人，成功解決了疑難雜症。或許，你在閱讀本書簡介時還是半信半疑；或者，你會擔心自己可能

沒有毅力堅持這一套排毒方法。但是，我仍要推薦給想改變體質、決心走上健康人生的朋友來閱讀本書，因為曾經也被病痛折磨的念容，自己走過了療癒之路，將此套排毒法整理成為有系統且更容易實踐的方式。從初階到進階版排毒法，讀者可以根據自己的需要逐步調整。

此外，這本書的宗旨絕對不只有帶著讀者依樣畫葫蘆、照著食譜榨榨芹菜汁喝下肚就停止。此書是作者為不同需求之讀者所精心規劃的、全面性的、廣義的、完整的「芹菜汁健康生活藍圖」。從解析健康問題作為起點，到改變認知作有力的支撐，不但要讀者「知其然」，更要讀者「知其所以然」！如此，讀者方能生出真正想要改變的動力，才有能力做自身健康的最佳把關者，循序漸進地踏上芹菜汁排毒之旅，重新找回對身體的敏銳覺察，全面淨化身心靈，活出希望人生。

親子作家 彭菊仙

重獲健康與輕盈的療癒之路

飲食與生活細節，對身體健康息息相關。在這段療癒的過程中，我體驗並證實只要改變飲食和生活中的小細節，就能帶給身體很大的轉變。

起初，因為孩子鼻子過敏的問題，我開始積極研究各種健康資訊。透過飲食調整，我逐步戒除牛奶、蛋，甚至轉向無麩質飲食等方法。這一切都要歸功於我的堅持不懈與努力，最終讓我達到了理想的健康目標。

來自國外的飲食療癒淨化法，強調「殺病毒」和「排毒」的重要性，並認為 EB 病毒可能是許多難解疾病的元凶。這樣的說法引起我的好奇心，儘管飲食內容有些與中醫養生觀念相衝突，但為了自己的健康，我仍選擇勇敢嘗試。令我驚喜的是，身體健康因此出現了顯著改善，也讓我深信國外實踐者所見證的有效性。

芹菜汁飲食成為我生活中的一大改變，不僅在飲食上進行調整，還戒除了生活中的有害物質。這樣的改變對身體健康產生巨大的幫助。為了更進一步邁向痊癒之路，我經常進行進階排毒，將身體底

層的毒素清除，同時剷除大量的病原體。隨著身體逐漸排除愈多毒素，我就愈能體驗到前所未有的輕盈與健康狀態。

本書綜合我個人的經驗和研究，希望讀者有機會認識這套飲食方法，遠離有害製品，並保持更健康的生活方式。透過選擇適合自己的排毒之法，每個人都有機會達到所設定的健康目標，重新走上健康之路。

除了獲得身體的改變，更重要的是這種改變讓我對它充滿感激，也願意將這份寶貴的經驗分享給更多人。

全球大約有 75% 的人處於亞健康狀態。透過芹菜汁飲食，我深信每個人都有機會不再需要與慢性疾病共存。即使已經飲用芹菜汁很多年，我仍選擇繼續實踐，因為我明白在現代的生活環境中，體內的病原體無法完全根除。只有透過芹菜汁生活的方式，我才能保持健康並與病原體共存。對於想要開始執行芹菜汁飲食的人，我建議從芹菜汁生活的減法開始進行，必能逐漸適應這種健康的飲食方式。

這是一段漫長而珍貴的旅程。讓我們一同邁向療癒之路，遠離亞健康狀態，重獲健康與輕盈；讓飲食與生活細節，成為我們達成健康目標的力量。

目次

第一篇

發覺身體
的問題

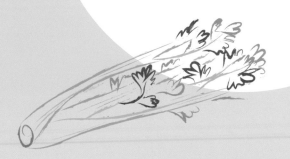

Chapter 1

改變飲食帶來的身體轉變

　　為了改善孩子的鼻子過敏問題，我首度嘗試調整飲食，最先戒除的是牛奶，因為我曾在一本書中了解牛奶對健康的負面影響。接下來，我也戒除蛋，因為發現吃蛋後容易出現婦女疾病的問題。最後，我考慮到麩質可能對身體也有不良的影響，因此選擇無麩質飲食。儘管在社交場合偶爾會有例外，但為了改善身體的健康狀況，我仍堅持逐漸的做飲食調整。

逐漸累積的小毛病，反應在身心健康

　　從小我的身形就比較纖細，向來沒有太嚴重的身體病症，但就是有一些小毛病。小時候比較有印象的是，常常穿任何衣服都會覺得身體癢癢的，大人都覺得我很難搞，還幫我取了個令我很自卑的外號「犁壁面」（【客語】形容臉像是被犁田機犁過一樣的扁平，也就是板著臉的意思）。上小學前，有一年過年，媽媽幫我和兩個姊姊買同樣的新衣服，三個人很興奮的試穿新衣，但是我一穿上就覺得全身發癢，身體扭來扭去，手就開始到處亂抓。

　　小時候晚上睡在外公旁邊，也總是喜歡把我冰涼的腳，伸到外公的

被子裡，靠著他暖暖的腳。國中時期，臉上更是長滿了青春痘，還被同學取外號叫「紅豆冰」。20多歲時，我開始會生理痛，偶爾也會身體發癢，對溫度非常敏感，只要溫度稍微有一兩度的高低變化，我就必須脫衣服或加衣服。後來在一次體檢中，知道了自己有很多顆子宮肌瘤，睡眠品質也開始變差，有淺眠的問題。

30多歲懷孕時，有兩個子宮肌瘤因為荷爾蒙的刺激，增大到10多公分。剖腹產後有一段很長的時間有產後憂鬱的情緒，並且有嚴重的生理痛，是那種會痛到無法下床的狀況。後來陸續發生了很多事件，讓我的人生跌到了谷底。在一次取出子宮肌瘤的手術時，因為大出血而住院兩週。之後的幾年，生活中陸續出現一些不順遂的事件不斷地考驗著我。

飲食調整的第一步 —— 無蛋奶

我之所以開始關注飲食，是因為孩子有鼻子過敏的問題。當時注意到的現象是，孩子開始上學之後，經常感冒得看小兒科。起初是每幾個月就要去小兒科報到一次，後來變成一個月一次、兩個星期一次，最後竟然每個星期都要去拿感冒藥。感覺似乎哪裡不對勁，於是我改換帶著孩子看中醫調理身體，同時也翻遍各種養生健康書籍，開始從孩子的飲食調整。

飲食調整的第一步是戒除鮮奶，會這麼做主要是因為我看了一本《牛奶、謊言與內幕》的翻譯書，顛覆了我對鮮奶既有的看法，書中大爆食品工業的內幕，指出利益團體共同打造「牛奶是營養飲品」的錯誤觀念。我想，如果書上說的是真的，那麼或許我可以先從戒除鮮奶開始嘗試看看。另一本對我影響很大的書則是陳俊旭醫師寫的《過

敏，原來可以根治！》，書中提到避開過敏原的概念，也讓我好奇孩子的過敏原是什麼。當時因爲孩子喜歡吃法式吐司當早餐，所以接連好幾個月的時間，每天早上都會吃一份將吐司沾蛋液、下鍋油煎的法式吐司，上面再淋上蜂蜜。不僅如此，當時孩子的身形較同齡孩童瘦小，我爲了讓孩子增高變壯，還經常買乳酪條讓他當點心。由於我自己本來就不喜歡喝牛奶，再加上孩子的過敏原檢測結果，發現孩子有嚴重的蛋奶過敏，因此我澈底戒除蛋和奶製品。

這段期間，我母親和婆婆總是不斷地藉機勸告我，讓孩子吃一點沒關係啦，沒吃蛋奶會營養不足。但身爲母親，我實在不忍看到孩子因爲鼻子過敏而遭受更多的辛苦，在堅持了兩年戒除蛋奶的飲食後，孩子鼻子過敏的情形，也眞的就不藥而癒了。

在我開始喝芹菜汁之前的兩三年，我的飲食是傾向多油、多蛋白質的方式（類似生酮飲食）。剛開始吃的時候覺得很舒服，不僅會大口吃五花肉，還曾經一個星期內有兩三天的時間，一天會吃上三個蛋。但選擇這種飲食型態兩年後，我發現身體的問題不但沒有改善，反而更加嚴重。接著我也接觸到「鎂療法」，開始補充「鎂」這種營養素和用鎂油塗抹身體，也用「碘療法」補充大量的碘，同時也開始嘗試芹菜汁飲食。由於芹菜汁飲食跟坊間飲食的觀念有很大的落差，所以剛開始執行時產生很多衝突。但在看到很多國外的朋友透過芹菜汁飲食改善病症的分享見證之後，我決定再給自己一次機會。

一開始對於芹菜汁飲食裡提到「蛋會餵養病原體」的說法，我其實是半信半疑。同時因爲這個飲食法已經大量減少攝取葷食，且礙於需要攝取足夠蛋白質的傳統觀念，所以我並沒有完全戒蛋。只是在偶然間讀到一本食療的書，書中提到煮沸長達八分鐘的蛋，沙門桿菌仍然能存活，這才讓我開始認眞思考：吃蛋對身體健康的影響，到底是什麼？

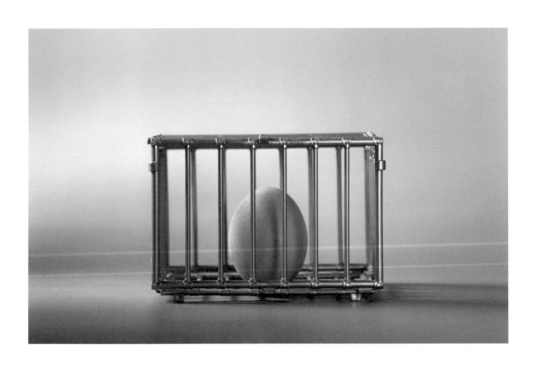

　　選擇戒蛋之後，身體的感知能力，漸漸變得比以前更敏銳。也開始觀察到只要吃蛋之後，在很短的時間之內我就會出現婦女方面的疾病。所以我再次下定決心，嘗試三個月的時間完全不吃蛋。當我把雞蛋完全從飲食中剔除之後，我就體悟到身體的健康狀況真的可以再往前跨一大步。

飲食調整的第二步 —— 無麩質

　　由於我仍在嘗試芹菜汁飲食階段，想說如果蛋奶會把病原體養大的說法是真的，那麼芹菜汁飲食中，關於麩質[註1]會把病原體養大的說法，

註1　小麥等麥類穀物中富含的一種蛋白質，一般人較常會吃的就是各種麵食和甜點等。

也可能是眞的囉！

　　雖然在採用芹菜汁飲食之前，我就已經減少攝取麵食，減少的原因是因爲我發現自己在吃完麵食之後會想噴氣，即使我是挑選品質較好的麵製品也一樣。而且幾十年來，我除了曾經有過幽門桿菌之外，平時並沒有特別覺得腸胃不舒服，但看過的每位中醫師都說我的腸胃很弱，所以我也開始考慮要完全不吃麵食。

　　在逐漸養成喝芹菜汁的生活習慣之後，我進行過幾次深層的排毒並思考，如果我很認眞的殺病毒，又吃進麩質把它們養大，豈不是白費工夫？因此在完全療癒自己的各種病症之前，我決定盡可能不吃蛋、奶、麵。

　　即使大多數的時間，我都是自己準備餐點，但要完全戒除麩質的確不容易，直到我在飲食中慢慢加入根莖類食物，如地瓜和馬鈴薯之後，才眞正做到了無麩質。無蛋奶、無麩質的飲食，跟我身邊周遭的朋友所吃的東西很不一樣，爲了維持正常的社交，我的飲食也偶有例外。尤其在親朋好友聚會時，我還是會吃一兩口餅乾、冰淇淋或蛋糕。

Chapter 2

淨化排毒飲食，找回我要的健康

我對芹菜汁飲食中28天只食用生蔬菜和水果的療癒淨化法感到好奇，儘管這與中醫養生觀念相衝突，但我還是選擇嘗試這種飲食方式，沒想到我的身體健康狀況明顯改善，讓我不得不相信國外實踐者的見證。

只吃生蔬菜和水果，真的可以嗎？

在我初步了解芹菜汁飲食法的期間，也同時發現有所謂的「28天療癒淨化法」，是以整整28天都只吃生的蔬菜和水果進行，這讓我很納悶。因為過去幾十年，我所接受中醫的養生觀念都是不吃生冷的食物，而這個只吃生蔬菜和水果的飲食方式居然可以改善身體健康，而且還有很多國外實踐者的見證，所以我好奇地想嘗試看看。

我覺得28天療癒淨化法的飲食也不失為一個準備餐點的好方法，因為我可以完全不用動鍋動鏟，只要把所有蔬菜水果打成果昔，就可以飽肚過日子。

只是我不確定自己是否有辦法完整進行28天的淨化飲食，畢竟這跟自己過去的飲食習慣差異太大，所以我決定先進行兩週的時間。秉持著

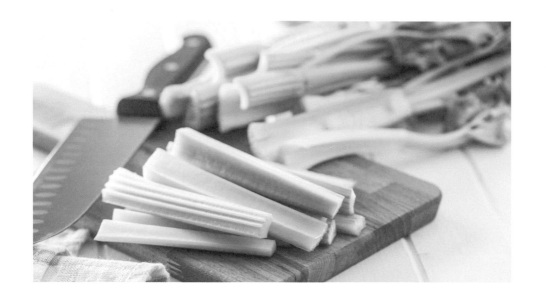

完成這個挑戰與實驗的信念，在14天的日子裡，我每天忙著洗蔬果、打果昔、喝果昔。慢慢的，我感覺身體愈來愈輕盈，而且身體的敏銳度更高。因此這個經驗澈底打破我舊有的觀念，原來我可以透過從未想像過的飲食方式，得到不同的身體滿足感。

經過14天的淨化飲食之後，我在飲食上有了很大的改變，就是增加大量的蔬菜水果，也把葷食比例降為一週一到兩次。當時我還沒有完全把蛋戒掉，偶爾也會吃奶製品跟麵食，但身體的健康狀況已經開始有改善。一直到開始喝芹菜汁之後，身體健康狀況就有了大幅的好轉。

給自己一個嘗試的機會——開始喝芹菜汁

在接觸芹菜汁飲食觀念的兩年後，我才開始喝芹菜汁，因為除了不曉得芹菜汁的正確做法之外，也覺得芹菜汁對身體來說太寒了。後來跟

幾位中醫師朋友仔細討論之後，我有了新的想法，才決定嘗試。

　　慢慢的，我發現自己不再像以前那麼怕冷了。因為我觀察到自己的穿著開始有些不同。以前在同一個空間，我應該都是穿最多、包最緊的人，但現在，我偶而可以穿得比其他人少。當很多人還穿著大外套時，我可以只穿一件長袖上衣；當別人在冷氣房穿小外套時，我卻只穿一件短袖也沒問題。

　　在完全戒除蛋、奶、麩質之後一年，我嘗試「原始版369的9天排毒法」。再過一年，又嘗試了三次的「進階版369的9天排毒」。每一次的排毒，都讓自己的健康狀態往前跨一大步。幾十年來困擾我的睡眠問題、怕冷的症狀，幾乎已經完全改善。連近幾年出現的心律不整、疲倦感、腦霧、肌肉無力、提不起勁等問題，也都全部消失。

拒絕與疾病共處，堅持淨化排毒

　　經過四年身體力行的芹菜汁生活，我每天都很開心地在洗西洋芹、榨芹菜汁、準備重金屬排毒果昔，同時也透過影音頻道跟亞洲地區朋友分享這個飲食法。這樣的堅持與付出，連我都很佩服自己。

　　當我看到吃高血壓藥多年的父親，最後仍然中風、失智、臥床、插鼻胃管進食；母親眼睛模糊、聽力減退、情緒憂鬱、膝蓋疼痛無法走路、靠嗎啡止痛；身邊和我同樣熟齡的女性朋友被更年期症狀、失眠、恐慌、甲狀腺等問題困擾時，我就想要大聲疾呼，告訴她們：**淨化排毒可以幫助我們找回健康！**

參考影片

〈芹菜汁寒熱，中醫師怎麼說〉

Chapter 3

與健康史不謀而合
的 EB 病毒四階段

芹菜汁飲食的重點在「殺病毒」跟「排毒」。當我第一次接觸到所謂「慢性疾病都是因為EB病毒引起」的觀念時，我彷彿對自己過去的生命史和健康史之間，有了更完整的了解。

EB病毒（Epstein-Barr virus）是每一種難解疾病的原因，它的種類超過60種，其傳染途徑很多，其中之一是因為母親是病毒帶原者。我猜想，我很可能從小嬰兒時期就已經被感染。

第一個階段：手腳冰冷問題

EB病毒的第一個階段有一段很長的潛伏期，它在這個階段非常的脆弱，沒有辦法被偵測到，也不會覺察到它的存在。

【手腳冰冷】

手腳會冰冷是因為在我的肝臟以及全身都有少量的病毒，這些病毒會產生很多神經毒素，造成我的中央神經系統非常敏感。同時，這些

神經毒素也透過血液流經全身，附著在神經上，以至於我的神經非常敏感。所以，小時候睡覺時需要把腳伸進外公的被窩中暖腳，那時候的我應該就是在EB病毒的第一個階段。

第二個階段：青春痘問題

當身體非常疲憊，缺乏重要營養素，或如青春期正在經歷重大荷爾蒙變化時，EB病毒就會發動一次直接的大規模攻擊。在EB病毒的第二個階段，身體的免疫系統會跟病毒開戰，同時EB病毒會快速的跑到身體的某個或多個重要器官，並且長期居住下來。

EB病毒通常會選擇住在肝臟或脾臟，或同時住在這兩個器官裡，因為這兩個器官累積了很多毒素，而這些毒素就是EB病毒最好的食物。更重要的是，EB病毒還有一個最好的朋友──鏈球菌，它們幾乎是結伴同行的。所以，在這個階段身體要面對的不只是EB病毒，同時還要面對會進一步造成更多症狀的鏈球菌。

【青春痘】

造成青春痘的原因，通常是因為在肝臟以及淋巴系統中有一種或多種的鏈球菌。鏈球菌的種類有五十多種，只要我們曾感染過鏈球菌，如喉嚨痛或咽喉炎，鏈球菌就會一直存在身體裡面。

我從國中開始大量冒青春痘，當時就讀的臺北市西松國中，在那個年代被認為是所謂的流氓學校。我讀國小時在學業成績上優異的表現，為我帶來成就感，因此國中進入名聲不佳的學校時，很擔心學業成績會受到影響。為了學業成績能排名在全校前三名，期盼考取理想的高中，所以我經常熬夜念書。

當時除了在意課業表現之外，我也是學校集會時的司儀，為了維持良好的形象，無形中更替自己增添了許多壓力。而這些種種壓力導致我的免疫力大幅降低，讓我體內的鏈球菌有肆虐的機會，結果我冒出很多青春痘，調皮的男同學還替我取了個「紅豆冰」的外號，所以青春痘在我的青春期帶給我很深刻的影響。

第三個階段：免疫系統紊亂，引發甲狀腺問題

當EB病毒在肝臟、脾臟或其他器官居住下來之後，它就會在這些器官築巢，而這就是EB病毒的第三個階段。在此同時，EB病毒還會產生三種毒素：第一種是有毒廢棄物或病毒副產物；第二種是死掉的病毒屍體；第三種是神經毒素。其中，第三種的神經毒素更會持續地發展到第

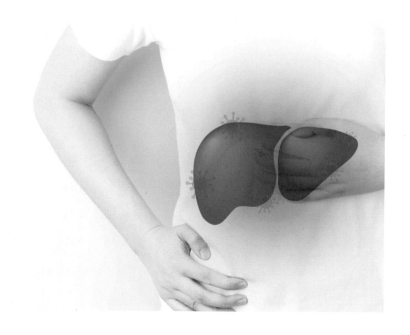

四個階段，澈底擾亂免疫系統。潛伏在身體裡的病毒通常會等待時機發動攻擊，例如承受重大壓力、經歷情緒創傷、當懷孕或更年期的荷爾蒙經歷巨大的變化時，就可能導致身體各方面的病症。

當免疫系統產生混亂時，EB病毒便會在這個時候移動到甲狀腺，導致甲狀腺機能不足，無法有效分泌甲狀腺素導致身體運作失能。在缺乏甲狀腺素的情況之下，再加上EB病毒產生的毒素，就可能引發疲倦感、憂鬱、掉髮、失眠和肌肉無力等幾十種症狀。

【冷熱敏感、頭部怕吹風、皮膚疹】

從來不喝鮮奶的我，在美國念研究所時，去超市也不免入境隨俗的扛一大桶鮮奶回家，每天早上都空腹灌進一大杯，好像這樣就真的可以如同廣告上說的補鈣、補蛋白質。而且身為錙銖必較的留學生，我也經常會在漢堡王特價時，吃一個只要99美分的牛肉起司大漢堡當正餐。不僅如此，我也會購買室內插電用的空氣芳香劑和車內掛的芳香片，彷彿這樣可以讓單調的住宿空間和二手車增添幾分質感。

從大學到研究所期間，我有兩次小產的身心壓力，以及遠赴他鄉適應新環境時的不安，再加上大量蛋、奶製品的飲食，不僅讓我的體重逐漸增加，身體也開始出現更多的小毛病。

我開始對冷熱很敏感，哪怕只有一兩度的溫差，就得添衣保暖，尤其夏天上下車或進出冷氣房，溫度變化太大時，就會立刻覺得不舒服，甚至頭痛。冬天更得把頭部包緊緊。此外，皮膚紅疹也經常不定時地向我報到。

【B型肝炎帶原、子宮肌瘤、淺眠】

我在研究所畢業後的第一份工作體檢時，才知道自己是B肝的帶原

者，同時發現自己有好多顆子宮肌瘤。當時雖然看過幾位中醫調理，但在西醫持續觀察追蹤的建議下，我自己其實也沒有太在意。只是這期間，我慢慢察覺到自己有淺眠的問題，只要有一點聲響，我一定立刻驚醒。

【產後憂鬱、嚴重生理痛】

一般來說，子宮肌瘤會影響受孕的機率，我雖然在中醫調養半年後順利懷孕，但子宮肌瘤卻因為孕期體內的大量荷爾蒙，隨之快速增大。到懷孕後期，有兩顆子宮肌瘤甚至長至10多公分，其中一顆的位置接近產道口，因此在醫生評估下與建議，我決定進行剖腹產，同時摘除另外一顆肌瘤。至於接近產道口的肌瘤，則在風險考量下暫不處理，等到產後再觀察。

產後由於生活上的種種因素，我陷入產後憂鬱長達三年之久，婚姻和工作同時面臨危機。加上每個月嚴重的生理痛更讓我在經期期間都需要臥床休息兩三天。而在懷孕期增大的肌瘤經常壓迫內臟，導致我連躺臥都有困擾，因此決定進行子宮肌瘤摘除手術。原本以為只是簡單的手術，而且是由知名的婦產科醫生負責操刀，沒想到術後竟然大出血，在大量輸血幾千毫升後，整整住院兩週。

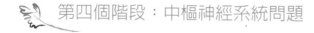 第四個階段：中樞神經系統問題

EB病毒的第四個階段是離開甲狀腺，讓我們的中樞神經系統發炎。當中樞神經系統因為病毒而發炎時，就會產生各種奇怪的症狀，包括心悸、持續的疲倦感、睡眠品質不佳、憂鬱和掉髮等。

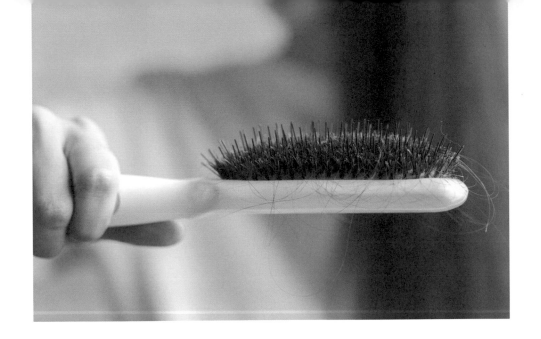

【髮線後退、掉髮、疲倦、腦霧、肌肉無力、提不起勁、乾眼、對聲音和溫度敏感、心律不整】

在我生產後的十多年期間，我的生命旅程有如一座翹翹板，我總是在登上山峰後沒兩年就又跌進山谷，一而再，再而三考驗著我對人生的信念。在不斷承受各種重大創傷的同時，我的身體也開始抗議，出現更多不舒服的症狀。看遍中醫得到的答案說因為我接近更年期，本來就會有這些毛病。

身體有愈來愈多找不到答案的病症讓我非常沮喪。在中醫治療、自然療法與飲食療法皆無解的情況下，透過一位中醫師的推薦，我接觸到了芹菜汁飲食。當我剖析自己過去的生命史及健康史時，竟然和EB病毒的發展階段有如此清楚的關聯，令我不得不相信「慢性疾病都是因為EB病毒引起的」這個全新的觀念，因此我希望透過自己的實踐，進一步證實這套飲食方法的功效，也同時透過芹菜汁飲食，能讓自己成為自己身體健康的主人，而這也是我寫這本書的初衷。

第二篇

為改變
做準備

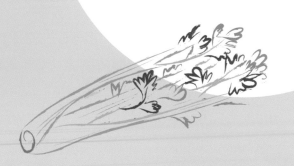

Chapter 4

認識芹菜汁飲食

　　安東尼·威廉的飲食方法在國外稱為MM（取「Medical Medium」這兩個英文字的第一個字母，中文相關書籍翻譯為「醫療靈媒」）的飲食方法或療法。鑒於華人朋友可能對安東尼·威廉較不熟悉，也可能礙於文化關係對醫療靈媒四個字持有保守態度，我因此將這套飲食方法稱為「芹菜汁飲食」，希望有助於這套飲食方法的分享。

醫療靈媒——安東尼·威廉

　　芹菜汁飲食是從《醫療靈媒：慢性與難解疾病背後的祕密，以及健康的終極之道》（*Medical Medium: Secrets Behind Chronic and Mystery Illness and How to Finally Heal*）這本書而來。作者是安東尼·威廉（Anthony William）。他有一個特殊的能力，就是知道別人生什麼病，而且知道怎麼治病。4歲時，他就可以說出周邊的人患有什麼樣的疾病。剛開始時他跟祖母說，她得到一種疾病，在當時他連病名是什麼意思都不知道，他只是很自然的說出來。

　　後來他的祖母經過醫生診斷，確認他說的都是真的，同時安東尼也告訴祖母要吃哪些食物可以痊癒，自此他就開始服務來自世界各國的病患。

芹菜汁當作藥草處方

在1977年時，安東尼就是用芹菜汁當草藥喝的處方，改善病患的胃食道逆流。自此之後，安東尼就非常用心的分享芹菜汁飲食。在還沒有網路的時代，他曾帶著榨汁機和西洋芹，在各超市榨芹菜汁與民眾分享。所以，他把芹菜汁當成草藥的方法，大概已經有超過40年的時間。

安東尼治癒的病患數實在太多了，許多國際知名人士也曾透過他的飲食方法找回健康，包括前加州州長阿諾·史瓦辛格和網球名將諾瓦克·喬科維奇，病患的約診都需要排到一兩年以後。因此在大家的請求之下，安東尼在2015年出版第一本書，分享他幫助病患的經驗，希望讀

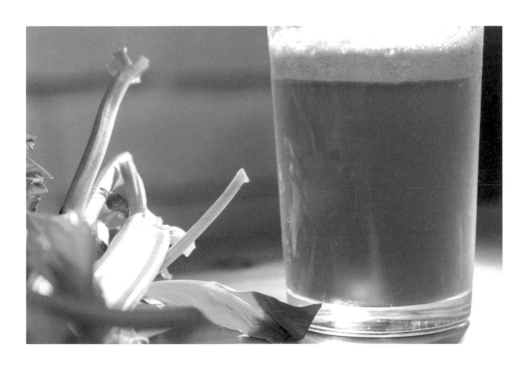

者可以依照書中的方法，療癒各種慢性疾病。截至2022年10月，他總共出版了8本暢銷書籍，每本書都有非常多的國際知名人士推薦，臉書專頁大概有300多萬名追蹤者，IG粉絲有400多萬人，而且IG上不乏來自全球各地療癒者見證的分享。

芹菜汁飲食的主張與攝取食物

芹菜汁飲食主張，人體內有EB病毒和鏈球菌，再加上殘留在體內的重金屬毒素，所以造成各種慢性疾病。由於EB病毒和鏈球菌的種類都各有幾十種以上，再加上每個人身上的重金屬毒素多寡和種類也不同，所以每個人呈現出來的病症就不一樣。因此，想要療癒慢性疾病，就要殺死病毒和細菌等這些病原體，同時也要排除身上的重金屬毒素。

在芹菜汁飲食中，除了芹菜汁是關鍵草藥之外，還有四大類食物是需要固定補充的。這四大類食物分別就是**水果、蔬菜、藥草／香料**，再來就是**野生食物**。藥草跟香料包括日常生活中會用到的薑、薑黃或肉桂之外，也包括香草植物，如檸檬香蜂草和百里香等。至於野生食物，最常吃的就是野生藍莓、牛蒡、蘆薈和生蜂蜜等。

Chapter 5

做出割捨，才能離健康更近

　　芹菜汁飲食中，芹菜汁固然是最關鍵的草藥，然而要能夠有效地療癒各種慢性疾病，除了補充重要的食物和營養素之外，排除所有會阻礙療癒的食物也一樣重要。有些人甚至在開始喝芹菜汁之前，光是排除阻礙療癒的食物，就能感受到身體產生很大的變化。

阻礙療癒的食物——六級禁食區

　　在《369排毒飲食聖經》（*Medical Medium Cleanse to Heal*）這本書中，將阻礙療癒的食物分成6個等級，如果能盡量避開這六級禁食區中的食物，邁向療癒之路會更加順利。下頁所列出的第一級到六級，皆須包含前一級禁食的食物。

六級禁食區

【一級禁食區】	蛋、奶、麩質、飲料汽水、過多鹽分的攝取。
【二級禁食區】	豬肉、鮪魚、玉米。
【三級禁食區】	工業食用油（蔬菜油、棕櫚油、芥花油、玉米油、紅花籽油、大豆沙拉油）、大豆、羊肉、所有魚類和海鮮（野生鮭魚、鱒魚和沙丁魚除外）。
【四級禁食區】	醋（含蘋果醋）、發酵食物（含康普茶、酸菜和椰子胺基酸醬汁）、咖啡因（含咖啡、抹茶和巧克力）。
【五級禁食區】	穀物（小米和燕麥除外）、所有油脂（含各種比較健康的油如橄欖油、堅果、葵花籽油、椰子、芝麻、酪梨、葡萄籽、杏仁、夏威夷堅果、花生、亞麻仁籽）。
【六級禁食區】	完全不用鹽和各種調味料（只有辣是可以的），一段時間完全避開高脂肪食物。

除了上述六級禁食區的食物之外，同時也要限制或避開：

1. 酒精

2. 天然及人工香料

3. 營養酵母

4. 檸檬酸

5. 阿斯巴代糖

6. 其他人工甜味劑

7. 味精

8. 甲醛

9. 防腐劑

關於六級禁區，我建議把自己目前身體不適的痛苦指數也加以分級：稍微不舒服就是一級，很痛苦就是六級。用這樣的方式對照自己該避開的食物，就會比較有遵循方向，也比較能堅持下去。如果已經痛苦到頂點，該禁的也就都禁了吧！

割捨食物帶來的溫暖記憶

很多人看到這麼多要避開的食物，會覺得不安或實行很困難，尤其是看到要割捨第一級禁區的前三樣食物，一般就會打退堂鼓，寧願選擇學習和慢性疾病相處。這種心情不難理解，因為我們每個人幾乎都和蛋、奶、麩質（麵包和麵食）等各種製品有很多美好的記憶連結。捨去這些食物，彷彿那些美好記憶也會隨之而去。

小時候我跟母親的關係比較疏離，而且因為家中有五個兄弟姊妹，比較好的食物或資源，會優先分給弟弟、妹妹，只有在吃蛋的時候，可以很公平的獨享自己的一份。所以，每次媽媽說要做蛋包飯時，我都覺得好期待、好興奮。我喜歡看著媽媽完成一盤盤黃澄澄的蛋包飯，擠上酸甜的番茄醬。

除了蛋包飯之外，媽媽還會把水煮蛋先用油炸過之後再下鍋滷煮，「炸蛋」的表皮更容易吸收醬汁，那是令人懷念的滋味。高中時期的我，經常半夜兩三點起來念書到凌晨天空出現微光。有時候，媽媽會在半夜醒來，幫我煮碗熱騰騰的荷包蛋湯。

對我來說，在烹飪食物時的媽媽是沉靜、穩定和溫暖的，跟她平常的樣子有很大的不同。我在享用這些蛋料理的過程中，得到我想要的公平對待，同時也滿足我想獨享媽媽關愛的渴望。

開始施行芹菜汁飲食時，雖然知道蛋會餵養病毒，但感覺吃蛋是

生活中的一部分，而且蛋料理讓我感受到關於媽媽溫暖的回憶，所以遲遲沒有將蛋從我的飲食中排除——直到我終於下定決心要透過芹菜汁飲食，療癒困擾我多年的毛病。

在書寫的這一刻，我已經將近4年完全沒有吃蛋了，關於蛋料理的美好飲食記憶依舊存在，我的身體也在邁向更美好的路上。我從這樣的飲食選擇中，換得自在健康的身體，我也確信蛋的捨去是值得的。

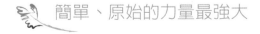 社會建構的飲食習慣，就是對的嗎？

芹菜汁飲食的新觀點讓我重新思考，自己的飲食習慣到底是怎麼建立起來的。除了家庭的飲食習慣之外，也受到社會普遍認知與大眾媒體所傳達的資訊影響。

首先，就是芹菜汁太寒不適合喝的觀點，當然這是來自中醫師的叮嚀。至於中醫為什麼對於食物有寒熱之分的說法，我不僅遍尋資料，也和執業幾十年的中醫師朋友討教，但似乎沒有得到令我滿意的解答。我也開始有了質疑，為什麼我幾十年來遵循中醫師的囑咐，不吃生冷的食物，卻仍舊很怕冷？全球不同人種的慢性疾病都一樣，西方人可以透過芹菜汁飲食療癒自己，難道篤信中醫的東方人就不行嗎？

再來就是蛋會餵養病毒的新觀點，跟以往我從報章媒體獲知，一天可以吃三個蛋補充蛋白質的說法，簡直是天壤之別。那我到底該相信什麼？

簡單、原始的力量最強大

在這樣的衝突下，我選擇相信世界上並不存在單一客觀的飲食觀

點，每一種觀念都因應當時的社會環境與文化而產生。所以，我決定親身實驗、挑戰過去我所相信的。如果芹菜汁飲食真的具有療癒效果，未來可能有更多東方人能透過芹菜汁飲食達到身心健康的目標，進而成為一種可被大家認可的飲食觀。

　　深入了解芹菜汁飲食後才知道，原來最接近原始的飲食是最具有療癒效果的。想一想，在最原始的飲食中，人類還沒豢養禽類、動物或用火熟食的時代，也只是採果子、摘野菜，從土壤挖一些根莖食物飽餐。我們當然不可能回到原始的飲食，因為時間、空間和生活環境的條件都有很大不同，但可以確信的是：**愈簡單、愈自然的飲食，就可以達到強大的療癒效果。**

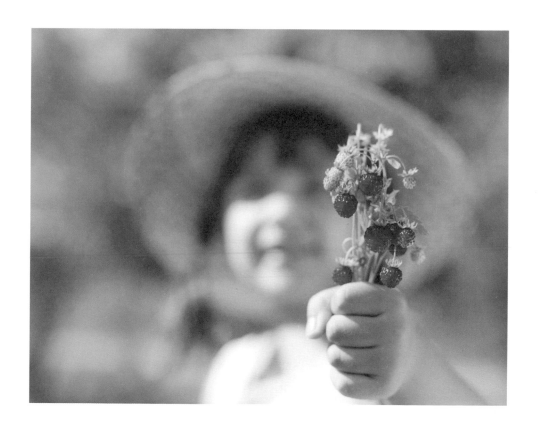

Chapter *6*

遠離人工及有害製品

　　除了避開會阻礙療癒的食物外，生活當中盡量避開各種有毒物質也很重要。也就是前文提到要限制和避開的物質，如所謂的天然／人工香料、味精以及香氛產品等，因為這些有毒物質很容易導致各種發炎症狀。想要恢復健康，遠離這些外來的干擾，就是強而有力的一步。

跟所有香氛類產品說 Bye-bye ！

　　需要拒絕的香氛類產品包括香水，任何有香味殘留的香氛蠟燭、香氛包、插電的芳香劑、傳統洗髮沐浴產品、居家清潔及洗衣產品，燙染整髮和美容美甲用品等。這些帶有香氛的化學物質會透過呼吸及皮膚接觸進入到肝臟的表層、皮下層以及核心深處，造成肝臟失能。

　　在我進入芹菜汁生活之前，日常用品中幾乎沒有含香氛類的東西。我不僅很少用保養品，連洗澡大多只用清水而已，偶而會接觸到香氛就是在燙染髮的時候。

　　當肝臟因為各種原因變得功能不佳時，要恢復肝臟功能可以做的就是進行各種排毒。我還記得第一次進行「進階版369的9天排毒法」（也就是9天全部生食的排毒法）後，出現的療癒反應是頭皮發癢到抓狂，整

整一個多月的時間，都在頭皮搔癢難耐的狀態下度過。會出現這樣的情況，我想應該是因為前兩年我做頭皮保養時，那些已經被吸收進頭皮深層的化學香氛毒素，要一口氣排出的結果。當時我因為髮線後退、頭髮扁塌、頭頂開始稀疏，所以不僅做頭皮保養，還買了沙龍的洗髮用品，希望自己還能擁有豐盈頭髮的機會。沒想到這些累積的毒素，在第一次深層排毒就搶著排出去。因此，我決定接下來的兩年，要讓頭髮過一個不燙不染的新生活。

兩年之後，我的頭髮有了很大的改變，髮型設計師也觀察到我頭頂的頭髮變得比較濃密，而且頭髮蓬鬆。這樣的改變連我自己都覺得很驚訝，因為之前所有的設計師都告訴我，能維持現有髮量就很好，要重新增生是不容易的。

拒絕食品添加物

如果仔細觀察外食的選擇，你會發現幾乎所有的食物都含有化學添加物。你注意過便利商店的食品包裝嗎？只要看一下包裝上的食品成分表，就可以知道添加物有多少！儘管所有添加物是符合相關規定，但食用後，這些添加物仍然會進入肝臟的核心深處，也是引發很多慢性疾病的原因。不僅大多數便利商店的食品含有大量添加物，很多餐廳的菜餚也是。即使餐廳標榜不添加味精，並不代表沒有添加物，因為許多對身體有害的添加物都被美名為「天然香料」或「天然調味料」，所以在不知不覺中同樣也被吃下肚。

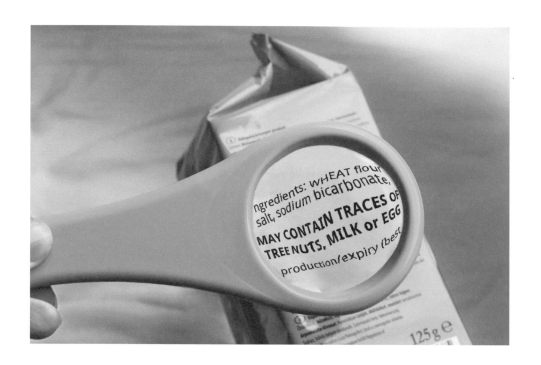

避免接觸有毒重金屬

　　我們會接觸到有毒重金屬的機會很多，包括含鉛或含銅的水管流出的飲用水或洗澡水，鋁製罐頭，外帶食物的鋁箔餐盒，含汞合金的牙齒填充物，以及餐廳使用已有刮痕的金屬鍋具做出來的菜餚等。

　　慢性疾病不是一天兩天造成的，看到有這麼多東西要避開的確不容易，但只要開始進行芹菜汁飲食，並且搭配居家生活習慣的調整，許多慢性疾病都有機會獲得痊癒。

Chapter 7

我適合芹菜汁生活嗎？

選擇閱讀這本書時，代表你有想要療癒的疾病。如果你已經開始或未來會選擇開始芹菜汁生活，但沒有達到你的健康目標時，請記得：一定有一些你沒注意到的細節，或只是你的身體需要更多時間。

觀念引導信念，你相信什麼呢？

芹菜汁生活是一種可以療癒慢性疾病的飲食生活方式，需要有足夠的堅持與耐心。雖然過去四年多來，我跟很多家人朋友分享這套方法，但能接受與持續的人仍然是少數，因為大部分亞健康的朋友，寧可選擇和慢性疾病和平相處，也不願意放棄高油脂和高蛋白的飲食方式。這樣的選擇可能受主流思想影響，因為從醫學的觀點來看，很多慢性疾病是無法痊癒的，而如果選擇相信這樣的觀點，當然就只能和疾病共存。

為你的健康打分數

剛開始執行芹菜汁生活時，我也是抱持著半信半疑的態度。然而4年下來，我非常肯定的是，天然蔬果的療癒力真的很強大，而芹菜汁當然

是療癒的關鍵。縱使你沒有堅持喝芹菜汁或避開居家生活的化學物質，你的身體仍然會在你開始照顧它的時候，就得到一定程度的療癒。

芹菜汁飲食生活看似簡單，但如同前面章節提到的，我們的健康史其實也就是我們的生命史，更是病毒不同階段的發展史。如果能在飲食調整前，回顧自己的健康史及生命史，同時接受芹菜汁生活的新觀點，那麼在執行芹菜汁生活時，更能做好心理準備，知道自己需要投入多少心力去邁向自己的健康大道。

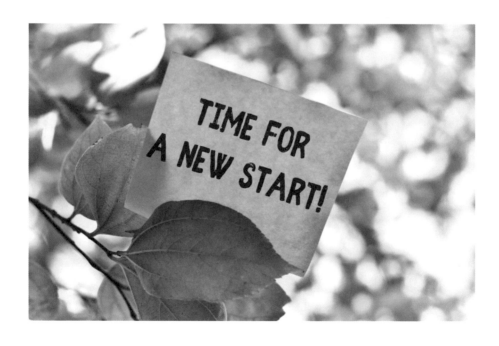

開始芹菜汁生活之前，你可以先幫身體健康狀況打個分數，非常滿意的話是滿分十分。分數愈高，表示你可以比較輕易透過芹菜汁飲食達到健康目標；分數愈低，表示你現在遭受比較多慢性疾病帶來的困擾或痛苦，也代表生活中需要調整的部分更多。經過這樣的評估，未來在進行飲食生活調整的過程，就更容易掌握自己的方向。

以下問題可以協助你自己在開始執行芹菜汁生活之前，了解自己目前的身心健康狀態。

- 你的年齡？
- 最主要困擾的病症是什麼？
- 這種病症已經有多久？
- 除了最主要的困擾之外，身體還有什麼其他不舒服的地方？
- 近半年到兩年間，生活或工作中是否有任何重大事件及壓力？有的話是什麼？
- 是否有長期服藥？是哪一種病症需要長期服藥？
- 描述平常的生活作息。
- 三餐的飲食內容是什麼？
- 會接觸到任何化學物質或重金屬嗎？有哪些？
- 是否有吃營養補充品？有的話，是哪些？
- 是否使用香氛類產品？
- 是否有喝咖啡？
- 是否有固定捐血？

認真檢視這些答案，再替你自己的健康滿意度打分數，自然就會找到是否要執行芹菜汁生活的答案！

第三篇

開始芹菜汁生活

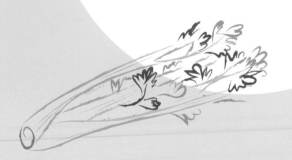

Chapter 8

爲什麼是西洋芹？

　　芹菜汁飲食的靈魂是芹菜汁，在實踐過程中會慢慢體驗到它神奇的功效。雖然坊間搜尋不到任何有關芹菜汁的研究報告，但爲了滿足自己的好奇心，我蒐集了一些關於西洋芹、西洋芹萃取物或芹菜素的研究結果。多項研究結果都指出，不論是直接吃西洋芹或吃西洋芹的萃取物，對於心血管疾病、大腦、肝臟和腎臟疾病等都很有幫助。

功效眾多的西洋芹

　　根芹菜（學名：*Apium graveolens*），又稱西洋芹或藥芹，分布在歐洲、美洲、亞洲、非洲等地。西洋芹作爲蔬菜食用的歷史悠久，西漢時由張騫從西域傳入中國，不僅容易儲存也方便食用，廣受華人接受。

　　西洋芹是歐洲的一種藥用植物，用途和栽培範圍非常廣泛。在阿爾及利亞、高加索、伊朗、印度和美國等國家都有野生種西洋芹。許多研究發現，西洋芹在預防心血管疾病、降低血糖和血脂、降低血壓、增強心臟功能方面的功效顯著（Aguirre-Crespo Francisco, 2013）。

　　楊紹民心靈自然診所院長楊紹民醫師在蒐集許多研究報告後指出，西洋芹中含有的芹菜素可以誘導白血病細胞的自噬作用，芹菜素二聚體

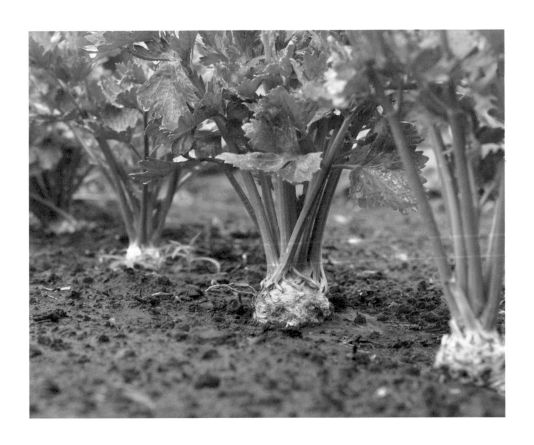

可以逆轉癌症幹細胞的最高耐藥水平，可以刺激成人神經新生，並且能通過血腦屏障。

　　另外，西洋芹也還含有眾多的類黃酮、生物鹼、酚類、皂苷、檸檬烯、植物醇等成分，可抗氧化、抗真菌、抗細菌。透過細胞訊息傳導路徑可以抗發炎，可能可以抑制癌細胞增殖，保護脂質過氧化，強化肝臟解毒能力等功能（資料來源：《神奇西芹汁》"*Medical Medium Celery Juice: The Most Powerful Medicine of Our Time Healing Millions Worldwide*"）。

西洋芹具有多種促進健康的作用。在2017年一項透過老鼠攝取西洋芹萃取物的研究調查中發現，西洋芹萃取物的抗氧化功能可以改善老鼠的神經傳遞系統，進而導致神經元密度增加，改善空間和非空間記憶的認知功能。同時也有預防老化以及抗憂鬱的效果（Pennapa Chonpathompikunlert, 2017）。

研究指出，在讓老鼠攝取西洋芹萃取物30天後，可以改善血糖、降低血壓、降低膽固醇和三酸甘油酯，同時可以改善腎臟代謝異常的情形。另一項研究更指出，西洋芹萃取物對於血管舒張和降血壓的效果非常明顯，並因此提出結論表示，西洋芹是用來研發抗高血壓新藥的理想來源（Irasema Anaya Sosa, 2014）。

天然草藥

芹菜汁飲食用的是新鮮純榨的芹菜汁，它的功效遠大於直接啃幾根西洋芹棒、吃西洋芹萃取物或芹菜素，因為芹菜汁內含的汁液是新鮮的活水，帶有豐富的鈉簇鹽。芹菜汁中含有的鈉簇鹽是天然抗菌劑，可以對抗各種病毒和細菌，也可以中和身上的毒素。

除此之外，芹菜汁的輔因子微量礦物質可以顧胃強肝，電解質可以恢復器官的生命力，植物激素可以改善自體免疫失調，消化酵素可以整腸助消化，抗氧化物可以排除體內重金屬，維生素C可以解毒。同時，它的益生元因子可以餓死害菌並且淨化腸道。

芹菜汁是富有生命力的草藥，可以供養生命，當我們喝進去的時候，芹菜汁的生命力就和我們的生命力結合，我們也因此得到滋養，進而療癒慢性疾病。

必不可少的蔬果

在芹菜汁飲食中除了芹菜汁之外，也要攝取大量蔬果。要改善慢性疾病，蔬果的攝取量必須比以往習慣的攝取量增加很多，因為蔬果為身體健康帶來的好處不容忽視。一項針對臺灣老年人的研究指出，蔬果的攝取與老年人的憂鬱風險成負關聯。這個結果顯示，食物攝取可能可以影響憂鬱的風險，也凸顯健康飲食的重要性。意思是說，食物攝取的內容和是否有憂鬱現象是有關係的。根據研究結果，每週攝取蔬果大於等於三次的人，比每週攝取蔬果小於三次的人，有憂鬱現象的情形減少了38%，其四年後的憂鬱傾向也同樣減少了38%（游瑞鳳等，2011）。

在一份針對21篇文獻回顧的報告中指出，大量攝取水果、蔬菜、魚肉和全穀物的健康飲食，可能和降低憂鬱風險有關（Alexis J Hure, 2014）。而另一項針對986位70歲以上的日本老人所做的問卷調查結果顯示，攝取大量番茄的飲食可以降低憂鬱的症狀（Arai H, 2013）。

此外另一項研究則探討健康飲食對職場員工的影響。該研究以一家大型保險公司中體重過重和糖尿病的員工為研究對象，鼓勵他們攝取以全蔬食為主，斷絕所有肉、油、蛋、奶製品和垃圾食物。五個月後，飲食控制的蔬食組，滿意度比對照組高。蔬食組體驗到在身心狀態等各方面的改善，包括消化改善、活力增加、睡得更好。在工作上的表現，也發現生產力和工作效率都比以前進步（Heather I Katcher, 2010）。

至於攝取蔬食分量的多寡，在一項研究中指出，每天增加八份蔬菜和水果的攝取，可以有效預測人們的生活滿意度和幸福感，這樣的效益等同於一個失業的人找到工作的滿足程度，而這樣的改變可以在24個月之內發生（Andrew J Oswald & Redzo Mujcic, 2016）。

英國有一項長達七年的研究指出，蔬菜和水果攝取的品質和分量

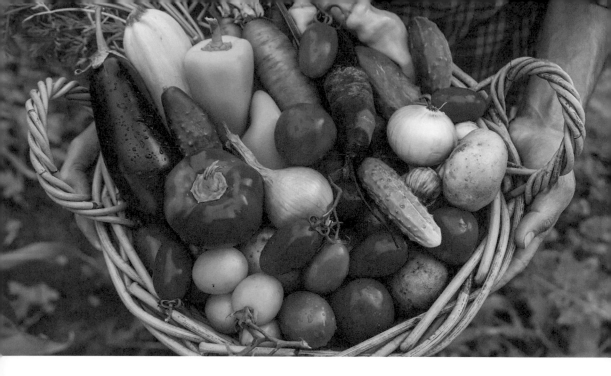

跟心理的幸福感有很密切的關係。雖然該國有所謂一天五蔬果的營養指南，但即使只是些微增加蔬果的攝取，對一般人也很有幫助。多攝取蔬果對心理健康的好處在很短時間內就可以看到，而對身體健康的改善則需要較中長期的觀察（Jonathan Ensor, 2019）。

　　相對於蔬食者，各種食物都攝取的雜食者血液中含有較多的花生四烯酸（Arachidonic Acid, AA），而攝取太多花生四烯酸則會促進大腦變化，進而擾亂情緒。一項研究因此以限制肉、魚和家禽等食物的攝取，來了解這些食物對情緒造成的影響。研究結果顯示，兩週後蔬食者的情緒明顯改善，而雜食者的情緒則沒有變化（Bonnie L Beezhold & Carol S Johnston, 2012）。

　　從上述這些文獻整理出來的資料，再次肯定西洋芹和各種蔬果是改善各種身心疾病重要的食物。接下來，我們要進入芹菜汁飲食的重頭戲，也就是：**要喝些什麼，才能真正有效療癒我們的身心。**

Chapter 9

芹菜汁飲食的四杯飲品

　　我的芹菜汁飲食中除了關鍵的芹菜汁之外，還有檸檬水和兩杯排毒果昔。每天早晨進食的順序是：檸檬水→芹菜汁→重金屬排毒果昔→根除化學毒物果昔。以下將依照飲用的順序，分別介紹這四杯飲品的功效、製作方法以及常見的問題。

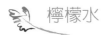 檸檬水

　　檸檬水不僅可以活化我們的飲用水，其豐富的營養素可以提供細胞深層的補水效果，也可以幫助我們將身體裡的毒素全數排出體外，是淨化肝臟和排毒必備的飲品。

　　檸檬水的製作只能用新鮮檸檬，任何醃製過或是已經做成冰塊的都不適用，因為只有新鮮檸檬所製作的檸檬水才含有豐富的活性鈣，所以又稱為檸檬活水，可以有效的幫助我們排毒。

【檸檬水製作方法】

▌ 食材：1/2 顆檸檬、500 毫升冷開水

把檸檬清洗乾淨、對半切開之後，用一根餐叉把檸檬的果肉弄鬆，餐叉和手指並用就可以把檸檬汁輕鬆地擠出來。或者也可以用榨汁機，直接榨檸檬汁。把現擠出來的檸檬汁加進500毫升的冷開水當中，檸檬水就製作完成了。

一般容易買到的是帶籽的綠檸檬，也可以用無籽的萊姆或黃檸檬。

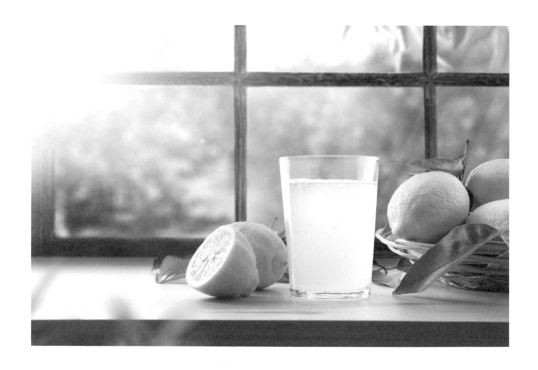

【進階版的檸檬活水 —— 檸檬生薑蜂蜜水製作方法】

> 食材：2.5 ～ 5 公分新鮮生薑、500 毫升常溫水或冷開水
>   1/2 顆檸檬榨汁、1 茶匙生蜂蜜

把生薑用磨泥器磨碎，將生薑末放入500毫升的水中浸泡最少約15分鐘，要喝時把薑末過濾。如果有榨汁機的話，也可以直接榨生薑汁。食用時再加入檸檬汁和生蜂蜜攪拌均勻就可以。

生薑末的浸泡時間可以更長，所以可以事先準備好，放在冰箱隔夜，等到需要飲用時再濾渣、加入檸檬汁和生蜂蜜。

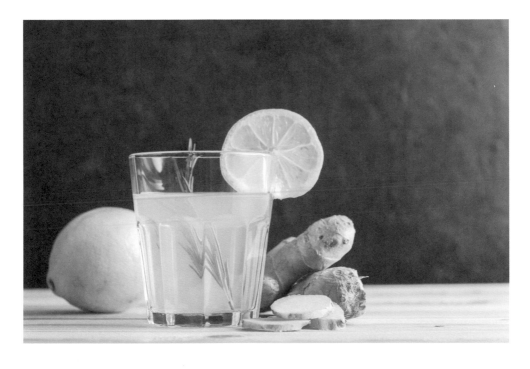

【常見問題】

Q 喝檸檬水的作用是什麼？

檸檬水可以先沖刷前一天晚上透過肝臟清理出來的垃圾，也就是先進行排毒，讓芹菜汁更有效地發揮效用。

Q 檸檬跟水的比例是多少？

500毫升的冷開水，加1/4或1/2顆檸檬的檸檬汁都可以。由於每顆檸檬的大小、品種和酸度都不定，每個人對酸味的接受程度差異也很大，剛開始時只要慢慢調整為能接受的酸度就可以。

Q 檸檬水可以用熱水沖泡嗎？

不可以！用熱水沖的檸檬水就不是檸檬活水。如果真的無法接受常溫的水，微溫的水是可以的。

Q 腸胃不好的人適合喝檸檬水嗎？

可以的，但仍然要視腸胃可接受的狀況而定。建議從一片檸檬片，或從最少量的一兩滴檸檬汁開始，再逐漸加量。

Q 孩童不敢喝檸檬水，可以用柳橙汁替代嗎？

空腹喝檸檬水可以幫助身體排毒。柳橙汁當然是很好的飲品，但是無法達到同樣的目的。建議還是從一片檸檬片或從最少量的一兩滴檸檬汁開始，再逐漸加量，甚至一杯白開水都是很好的開始。

Q 每天要擠檸檬汁很麻煩，可以用市售的冷凍檸檬冰塊嗎？

市售的冷凍檸檬冰塊無法取代新鮮檸檬汁。如果需要的話，可以多榨一些裝在密封瓶裡面，放冰箱保存，建議不要冷藏保存超過24小時。

Q 空腹喝檸檬水會胃酸過多，有想嘔吐的感覺，這樣是正常的嗎？

如果喝檸檬水有胃酸過多的情況，代表之前就有腸胃的問題。腸胃較敏感的人，如前所述，可從加入最少量的檸檬汁開始。

Ⓠ 牙齒敏感的人也可以喝檸檬水嗎？聽說喝檸檬水會破壞牙齒的琺瑯質，我的牙齒已經不好，不能喝檸檬水怎麼辦？

牙齒問題的真正原因是，當我們的身體無法分泌足夠的胃酸分解吃進去的食物時，這些未分解的食物在腸道內腐爛時會產生氨氣，當氨氣進入口腔時就會破壞牙齦和牙齒。因此，要先恢復口腔健康重要的方法之一，就是恢復腸道健康。檸檬富含的維生素C和活性鈣，對維持口腔健康很有幫助。

Ⓠ 檸檬水要小口小口喝，還是一口氣喝完？

都可以，依照個人的習慣來喝就可以。

Ⓠ 可以整天都喝檸檬水嗎？

為了達到最好的養生效果，檸檬水可以在一天之內喝三次，一次是早上起床空腹時，第二杯是下午的時候，第三杯就是在晚上睡前喝。

Ⓠ 檸檬皮（有機的檸檬）可以一起加入檸檬水裡嗎？

可以。平常切檸檬片放在冷開水裡時，可以帶檸檬皮泡。

Ⓠ 喝檸檬水後晒太陽，會導致黑色素沉澱嗎？

黑色素沉澱或所謂的光敏反應只是一種推論，跟喝檸檬水沒有直接關係。在排毒期間的確有人的臉色會比較變得暗沉，但排毒後就會回復原本的臉色。

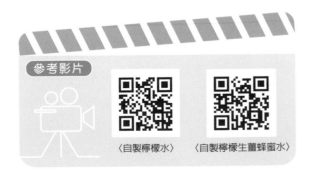

參考影片

〈自製檸檬水〉　〈自製檸檬生薑蜂蜜水〉

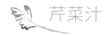

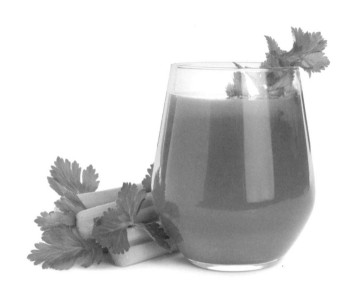

　　芹菜汁所用的是西洋芹，它有非常強大的抗發炎作用，也能殺死體內的病原體，同時可以將各種毒素和殘渣從腸道和肝臟排出去。它富含生物活性鈉和超過60種的微量礦物質，可以提升身體的酸鹼值。它提供的酵素和輔酵素可以幫助消化，有助於預防各種腸胃不適。另外，西洋芹還能改善腎臟功能，幫助大腦神經元傳導，改善過動和腦霧，修復DNA等許多功效。

　　西洋芹的好處很多，要讓西洋芹發揮最大的功效就是喝純榨的西洋芹菜汁（以下簡稱芹菜汁）。

【芹菜汁製作方法】

| 食材：1 把西洋芹菜（600 公克以上）

　　先將西洋芹的頭尾去除後，剪掉葉子，將西洋芹一根根剝下來用溫水沖洗，同時可搓洗表面。如果纖維的細縫中還有沙土的話，也可以用軟毛的刷子或牙刷輕輕刷洗。

　　接下來，準備好榨汁機。將西洋芹放進榨汁機，就可榨出純的芹菜汁。每天早上空腹喝500毫升，很快就可以感受到芹菜汁帶來的好處。

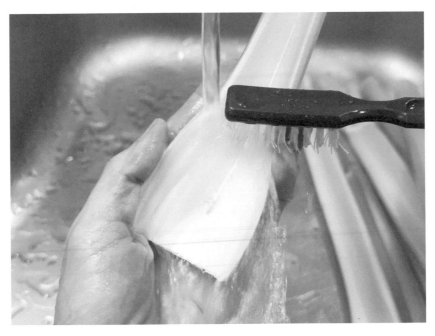

用刷子刷洗細縫中的沙土。

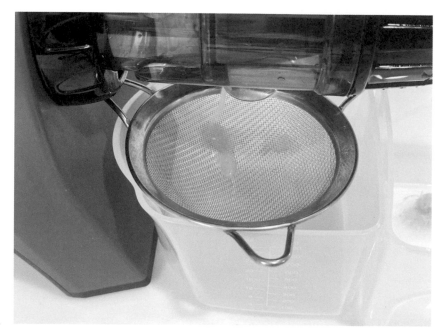

純榨芹菜汁的療癒效果最佳。榨西洋芹一定要濾渣，可以將濾網直接放在濾汁
盒上面，也可以榨完後再過濾。

小提醒

不論用哪一種榨汁機都一定要濾渣，因為如果芹菜汁帶渣
的話，它的渣會把芹菜汁又吸回去，身體無法澈底利用芹
菜汁就很可惜。所以，必須準備一個細篩，將榨好的芹菜
汁過濾之後再喝。

　　特別要說明的是，這裡用的是西洋芹，而不是一般莖很細的臺灣芹
菜。我想很多華人、特別是女性朋友可能都會問：「喝芹菜汁不會太寒
嗎？」如果你心裡有這個疑問，這是非常正常的。就如同我在第一篇中
提到的，自己也是因為一直有西洋芹性寒的概念而延遲了兩年才開始嘗
試喝芹菜汁。針對剛開始想要執行芹菜汁飲食時常會有的疑慮，可參考
下頁常見的問答整理。

【常見問題】

Q A 需要多少西洋芹才可以榨出1杯500毫升的芹菜汁？

需要根據榨汁機的出汁率來決定。若以出汁率0.8的榨汁機來計算的話，大約需要600公克的西洋芹。

Q A 我手腳冰冷，中醫師說我是「冷底」體質，可以喝芹菜汁嗎？

芹菜汁飲食中並沒有所謂食物寒熱屬性的說法，每個人都可以喝。而且，隨著愈來愈多人因為喝芹菜汁改善身體健康，不僅有中醫師開始喝芹菜汁，也會推薦他們的病人喝芹菜汁。

Q A 生理期可以喝芹菜汁嗎？

可以！這個問題其實也是跟芹菜汁太寒的說法有關。有很多朋友的經驗是喝一段時間之後，生理期變得順暢，也解決了生理痛的困擾。不過，剛開始喝芹菜汁時，生理期會有些不規律，這屬於常見的狀況。只要堅持下去，最後生理期都能變得非常順暢，不僅生理週期固定，排血量正常，而且無痛、無血塊。

Q A 芹菜汁可以加其他的食材如薑、紅蘿蔔、蘋果或檸檬汁等？

會提出這樣問題的朋友，同樣也是因為受限於芹菜汁太寒的說法，所以想要加其他的食材來中和它的寒性。在芹菜汁中加其他蔬果是一般蔬果汁的喝法，要改善慢性疾病的話就需要純榨的芹菜汁。如果加其他蔬果是因為口感的問題，剛開始的適應期是可以的，對身體也有幫助，但要真正達到自己所訂下的健康目標，純榨芹菜汁還是最好的選擇。

Q A 西洋芹可以用滾水燙過再榨嗎？

這個問題分為兩個層面來說明，一個仍然是擔心芹菜汁太寒的既有概念，另一個則是擔心農藥殘留。如果是因為怕芹菜汁太寒，想要將蔬菜燙過，等同食用熟食以減少寒性的話，在前述的答覆中已說明。至於擔心農藥殘留的問題，可以正確方式清洗來避免農藥殘留。由於芹菜汁飲食的重點在殺死病原體和排除重金屬，因此只要澈底執行芹菜汁飲食，仍然可以將殘留的農藥等化學物質排出體外。

Q 需要買有機的西洋芹嗎？

一般種植的西洋芹對身體就有很大的幫助。喝芹菜汁要達到效果，重點是需要攝取足夠的量。在這樣的考量下，喝一般種植的西洋芹比較不會有經濟上的壓力，也比較有可能持續喝下去。當然，如果經濟條件許可的話，也可以買有機西洋芹。

Q 芹菜葉要一起榨嗎？

芹菜葉本身也有功效，但是如果一起榨的話，比較容易有澀味或苦味。此外，芹菜葉可能有較強烈的療癒反應，建議還是去掉芹菜葉。如果可以接受芹菜葉的口感，連芹菜葉一起榨汁也沒問題，但主要的功效還是來自於莖部榨出來的芹菜汁。

Q 我早上沒時間喝芹菜汁，可以晚上喝嗎？

可以。早上空腹喝的效果最好，晚上喝也一樣有幫助，但是要和前一餐有足夠的間隔時間。前一餐如果是高油脂或高蛋白的飲食，建議間隔2～3小時之後再喝芹菜汁；如果前一餐是輕食，間隔一小時即可喝芹菜汁。在喝芹菜汁之前，必須有

足夠的時間讓食物完全消化，才能讓芹菜汁充分發揮功效。

Q 早上沒時間榨汁，可以前一天晚上榨好放冰箱嗎？

可以。選擇有密封蓋的瓶子，榨好後可以放冰箱冷藏，但建議24小時內飲用完畢。

Q 早上沒時間洗西洋芹，可以先洗好或切好放冷藏室，第二天直接拿出來榨嗎？

可以。對於早上時間比較緊湊的人來說，這是很好的方法。

Q 不習慣一早就喝冰涼口感的芹菜汁，怎麼辦？

有兩種方式可以解決，第一是用溫水沖洗，第二是榨好之後放在容器中，然後將容器隔水加溫到芹菜汁約接近體溫或不超過攝氏37度。

Q 外出旅行時，怎麼繼續喝芹菜汁？

榨好的芹菜汁裝在食品級的夾鏈袋中冷凍，做成芹菜汁冰塊直接帶出門，解凍後就可以直接飲用，但切記不可以再加水。

Q 芹菜汁的量要喝多少？

要能達到療癒效果的話，每次最少需要喝約500毫升的芹菜汁，這樣的分量才足夠讓芹菜汁清理我們的身體。不過，因為芹菜汁是一種草藥，而且大部分人都是亞健康，剛開始喝的時候幾乎都有療癒反應。為了讓身體可以慢慢適應，特別是嚴重慢性疾病患者，建議剛開始以少量100毫升先嘗試，等習慣之後再加量，每天只要不超過2200毫升即可。

Q 芹菜汁有時候喝起來覺得鹹鹹、澀澀的，是正常的嗎？

這是正常的，因為每一把西洋芹榨出來的芹菜汁，口味都會有差異。影響芹菜汁口感有幾個原因，第一個是生產環境，第二個是前一天或前一餐的飲食內容，第三個是身體的體質變化。

Q 很瘦的人適合喝芹菜汁嗎？

芹菜汁飲食的好處是一定會減重，但對原本就瘦的人倒是一種困擾。不過，身體有它最好的自然狀態，當體重減輕到不能再更低的時候，就會停。

Q 喝芹菜汁之後還要吃早餐嗎？

芹菜汁是草藥也含有葡萄糖，喝完後雖然會有飽足感，但熱量並不高，仍不能取代早餐，建議早餐一定要吃，最好是選擇富含水分和較容易消化的水果餐。選擇這樣的水果會讓人在早上就充分補水，而且在肝臟還在進行淨化的時候，不需要耗費力氣去消化食物，例如香蕉、木瓜、西瓜、莓果等都可以。如果只吃水果覺得沒有飽足感的話，也可以加上蒸熟的根莖類食物，如地瓜、馬鈴薯或南瓜。

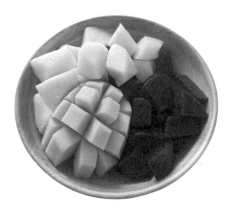

容易消化的水果早餐，
可充分補水。

需要長期喝，還是可以間斷喝？一定要每天喝嗎？

為了讓芹菜汁的功效發揮到最大，建議最少空腹喝芹菜汁一個月。在這期間可增加檸檬水的飲用量，並且避開阻礙療癒的食物，如蛋、奶製品和麩質。如果經過一段時間，你覺得對身體有助益的話，當然可以長期喝下去。在歐美人士的分享中，有長達七年以上的飲用經驗，而且都有很正面的回饋。亞洲地區也有很多實踐者已經喝芹菜汁三到五年以上的時間。至於要喝多久，不妨依據自己的健康目標來加以調整！

喝的頻率可以依照自己目前的身體健康狀況做判斷。有些人病症輕微，一週只需要喝幾天就有幫助；有些人則需要天天喝，並且持續一段時間才能看到效果。

 早上空腹時，可以先喝芹菜汁，再喝檸檬汁嗎？

剛起床就喝檸檬水可以將前一天晚上身上不需要的物質先排出去，讓芹菜汁可以更澈底發揮作用，這是最理想的飲用方法。如果喝完芹菜汁有口渴的療癒反應，仍然可以間隔15～30分鐘後再補充檸檬水。如果是因為很忙碌，一大早須外出，無法喝檸檬水後再間隔時間喝芹菜汁的話，可以跳過檸檬水，直接空腹喝芹菜汁。

 有什麼樣體質或疾病的人，不建議喝芹菜汁嗎？

除了有腎臟病、長期洗腎、少一個腎臟或者腎衰竭的人，建議改喝小黃瓜汁之外，大多數的人都可以喝芹菜汁。如果有任何疑慮的話，建議先從少量開始，觀察身體的感受與變化，再逐漸加量至500毫升，或者參考醫師的建議。

小提醒

若是中醫說法中的「腎虛」，則不在此限制內。芹菜汁飲食源自美國，西方國家並沒有五臟六腑虛實的概念，因此原則上每個人都適合飲用芹菜汁來改善身體健康。

 我的小孩晚上睡前都要喝牛奶，如果開始喝芹菜汁，也要停止喝奶嗎？

是的。奶和蛋是餵養病原體的食物，如果喝奶是因為要補充鈣質，建議可以多吃柑橘類水果，這類水果中含有的天然的活性鈣，身體可快速吸收。

Ⓐ 可以直接用果汁機打碎芹菜，連菜渣一起喝嗎？

這種喝法就是一般蔬果汁的飲用方式，對身體也很好，沒有問題。不過，純榨芹菜汁的喝法則是把它當成草藥，主要功效在改善身體的各種慢性疾病。即使沒有慢性疾病，對增強體力、記憶力等也非常有效果。若因為沒有適合的機器可以榨汁，果汁機攪打之後再用紗布袋濾出芹菜汁也可以。

Ⓐ 感冒時可以繼續喝芹菜汁嗎？

可以。芹菜汁有助於增強抵抗力，感冒時繼續芹菜汁飲食，反而能緩解感冒症狀並縮短病程。

Ⓐ 喝芹菜汁之後，沒有解決我的消化問題，是什麼原因呢？

首先，要先確認喝的方式是否正確。再者，如果喝芹菜汁時，飲食當中仍有大量會把病原體養大的食物，如蛋、奶、麩質，甚至攝取很多高油脂食物，那麼要看到明顯的進步就會相對困難，因為這些食物本身對消化系統就是很大的負擔。

Ⓐ 家裡的長輩患有多年的慢性疾病，喝芹菜汁不知是否對他們有幫助？

想要改變他人的飲食習慣比較不容易。建議可先親自嘗試，感受芹菜汁飲食對身體健康的益處之後，相信周遭的親友長輩嘗試的意願會較高。或許可推薦長輩從喝檸檬水以及多吃蔬果開始，這是比較容易執行且對身體有幫助的做法。

Ⓐ 芹菜汁飲食可以食用豆類或菇類嗎？

豆類和菇類都可以。不過，豆類容易有飽足感，如果吃太多的話，就會減少其他療癒食物的攝取量。同時，豆類也含油脂，過多油脂不容易淨化身體，療癒期間如果希望較容易看到效果的話，建議也須減量。

幼童也可以每天喝芹菜汁嗎？

可以。《神奇西芹汁》一書建議幼童喝芹菜汁的飲用量如下：

年齡	幼童飲用量
6 個月	最少 28 毫升
1 歲	最少 55 毫升
1 歲半	最少 85 毫升
2 歲	最少 115 毫升
3 歲	最少 140 毫升
4 ～ 6 歲	最少 170 ～ 200 毫升
7 ～ 10 歲	最少 225 ～ 285 毫升
11 歲以上	最少 340 ～ 450 毫升

參考影片

〈如何清洗西洋芹菜〉　〈芹菜汁製作〉

〈用果汁機製作芹菜汁〉　〈西洋芹汁寒熱〉　〈芹菜汁新手常見
七大問題〉

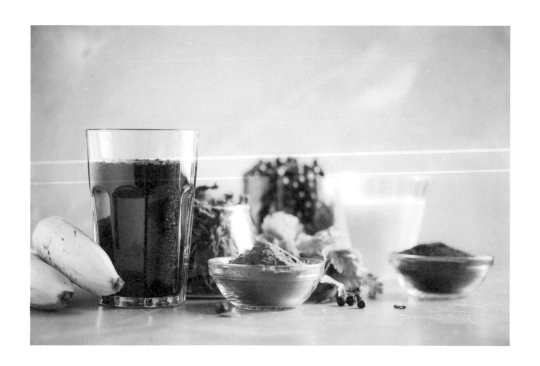

　　芹菜汁飲食的第三杯飲品是重金屬排毒果昔。重金屬排毒果昔是由五樣重要的食材和水果打成的，包括夏威夷螺旋藻、大麥苗汁粉、大西洋紅藻、野生藍莓和香菜。如果能在24小時內攝取到這五種食材的話，就可以達到最好的排毒效果。

【重金屬排毒果昔製作方法】

食材：2 根至 4 根香蕉（其他如芭蕉等也可以）、2 杯冷凍野生藍莓或
2 湯匙野生藍莓粉、1 杯新鮮香菜、1 或 2 茶匙大麥苗汁粉、1
或 2 茶匙夏威夷螺旋藻粉、1 湯匙大西洋紅藻、1 或 2 個柳橙（含
果肉或鮮榨柳橙汁都可以）、1/2 杯到 1 杯水（自選）

　　重金屬排毒果昔可以幫助我們將大腦和身體裡面的重金屬安全的
排出體外，它加入五種重要的排毒食材，是一杯可以逆轉各種病症的飲
品。做法很簡單，只要將上述食材放進果汁機攪打均勻就可以。

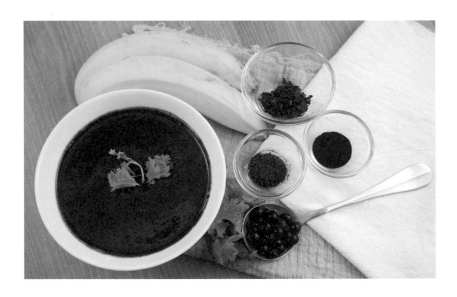

小祕訣

除了以上基本的食材之外，剛開始時我會在重金屬排毒果昔中加入半顆
紅龍果，不僅果昔的顏色變得很漂亮，也會蓋過其他食材的味道，對於
剛開始還不太習慣香菜、夏威夷螺旋藻和大麥苗汁粉味道的朋友來說，
非常適合。等到習慣之後，再試著以原有食材為主。

【夏威夷螺旋藻】

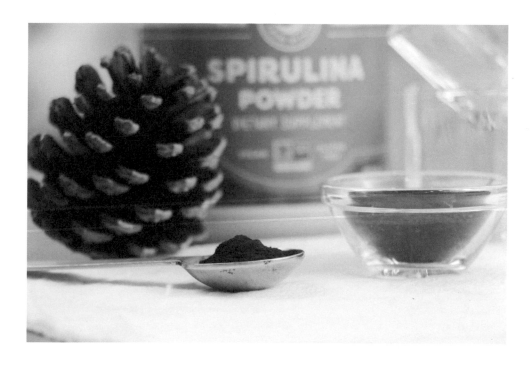

　　夏威夷螺旋藻含有豐富的維生素和礦物質，可以幫助肝臟儲存營養素並轉換成身體能利用的成分，也會抑制肝臟內病毒和細菌的生長，排除肝臟、生殖系統、腸道、甲狀腺和大腦中的汞，以及有毒的銅等重金屬和各種有毒物質。除此之外，夏威夷螺旋藻也有重建中樞神經系統的功能。

【大麥苗汁粉】

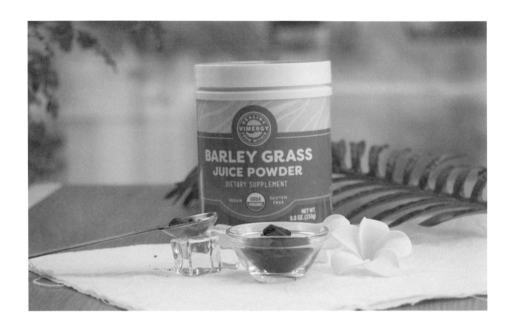

　　大麥苗汁粉的植化素在讓肝臟得到營養的同時，也能排除肝臟中累積多年的有毒物質，是很重要的解毒劑，對協助人體排出汞和其他重金屬具有神奇的效果。大麥苗汁粉的英文是「Barley Grass Juice Powder」，也有人翻譯成大麥草汁粉，精確一點來說是大麥苗汁萃取粉（Barley Grass Juice Extract Powder，簡稱大麥苗汁粉）。

　　大麥苗汁粉是當大麥種子發出嫩芽，在其葉綠素、蛋白質和維生素濃度達到高峰時採收，然後經過榨汁和萃取的過程，得到的就是重金屬排毒果昔專用的大麥苗汁粉。因此，如果只是大麥草粉、大麥苗粉、大麥青汁粉、大麥若葉粉或大麥苗錠，並不是在嫩芽時採收並榨汁萃取，就無法達到排除重金屬毒素的功效。另外，市售各式類似名稱的綠色粉狀營養補充品，如果含有大麥苗汁粉以外的添加成分，也無法排除有毒重金屬。

【大西洋紅藻】

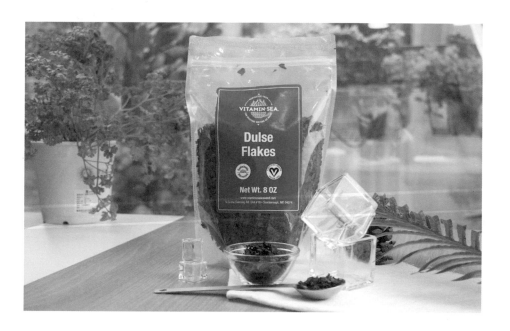

　　大西洋紅藻是目前已知的所有藻類中，營養成分最高的。食用大西洋紅藻在歐洲和北美東海岸已經有數百年的歷史。它含有超過50種以上的礦物質跟維生素，如碘、鈣、鉀、維生素A、C和B12。它的七大功效包括：

一. **維持甲狀腺健康。**它的活性碘可以幫助甲狀腺不會受到任何輻射物以及病毒的傷害。在自然醫學領域的醫師也會建議攝取大西洋紅藻，幫助甲狀腺患者維持甲狀腺的健康。

二. **維持心臟健康。**它含有豐富的鉀，可以幫助血管擴張，讓血液可以在血管內流動得更順暢，也可以幫助把血液送到大腦以及微細血管，有助於維持心臟健康、預防中風和心肌梗塞等心臟疾病。

三. **維持大腦健康**。豐富的Omega-3，有抗發炎的作用，對於預防大腦疾病，包括癲癇、阿茲海默症、過動症等，都有很大的幫助。

四. **維持骨骼健康**。它含有豐富的鈣、鎂和鐵，這些礦物質可以增加骨質密度，同時對於肌腱、韌帶以及結締組織也非常好。根據研究，8公克的大西洋紅藻的含鐵量就等於100公克的沙朗牛排的含鐵量。

五. **維持眼睛健康**。大西洋紅藻含有豐富的維生素A以及類胡蘿蔔素，可以預防眼睛病變，如黃斑部病變、白內障以及其他眼睛疾病。

六. **豐富的B12來源**。根據研究，每天如果可以攝取新鮮的大西洋紅藻100公克，就可以達到每天B12的建議的使用量[註2]。

七. **幫助排除身體的有毒重金屬**。當我們吃進大西洋紅藻時，它會吸附體內所有的有毒重金屬或者其他任何毒素，包括輻射物、清潔劑或是殺蟲劑等有害物質在體內的殘留，然後透過身體的排泄系統將毒素排出體外。

註2　這裡指的建議使用量，是根據一般衛生單位的標準，評估方法也須透過血液檢測得知，和芹菜汁飲食相關書籍中建議的B12補充並不相同。在芹菜汁飲食中認為，血液中雖然檢測得出B12含量，但不見得代表大腦有足夠的B12得以維持大腦健康。

【野生藍莓】

野生藍莓是目前已知抗氧化能力最高的水果，所以也被稱爲「最強的超級食物」。美國農業研究局報告指出，野生藍莓的抗氧化能力是一般人工栽植藍莓的兩倍。

野生藍莓的第一個功效是維持心臟健康。根據研究報告指出，每天吃一杯野生藍莓可以大幅改善心血管功能，包括降低高血壓、降低膽固醇和預防中風。

野生藍莓的第二個功效是可以維持大腦健康，它的營養成分可以通過血腦屏障到達大腦。很多研究報告指出，不管是兒童或者是中老年人，若經常吃野生藍莓，大腦的認知的能力以及學習的能力都會加強。有一份報告還針對認知功能已經退化的中老年人進行研究，在研究的12週期間，每天讓這些中老年人吃一杯野生藍莓。研究結果發現，12週之後，他們的認知情況獲得明顯改善，而且學習能力也提高非常多。

野生藍莓還可以幫助減重、維持體能、抗老化以及維持腸道健康，更重要的還能預防癌症。

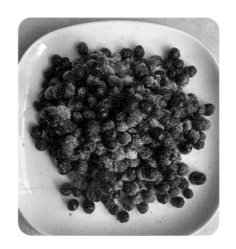

目前市面上可購買的野生藍莓，多數為冷凍品和野生藍莓粉。

【香菜】

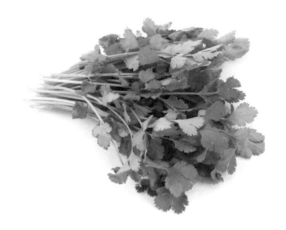

　　香菜是去除重金屬毒素不可或缺的草藥，可以將肝臟和其他器官中的有毒物質拔出來。除此之外，它也有益於腎上腺和平衡血糖濃度，對於體重過重、腦霧和記憶力等問題也有很棒的改善效果。同時，香菜也可以抗病毒和細菌，面對任何難解的慢性疾病，都是必備的食材。

【常見問題】

Q 為什麼要喝重金屬排毒果昔？

現代的生活環境中有太多有毒物質，包括汞、銅、殺蟲劑、除草劑以及各種石化產品。這些毒素會透過飲用水、空氣、食物和生活用品進入身體，潛伏在我們體內深處，同時會損傷大腦、肝臟、中樞神經系統和其他重要部位，也會餵養各種細菌和病毒，造成各種慢性疾病，特別是跟大腦相關的疾病如阿茲海默症和憂鬱症等。所以，如果要澈底療癒慢性疾病，一定要先將體內的重金屬的毒素排出。

Q 重金屬排毒果昔要喝多久？

建議最少連續喝三個月左右，病症比較嚴重的人建議最少持續六個月以上。如果想預防未來重金屬累積，或者想要將大腦中的重金屬澈底去除的話，建議最少喝一年。

Q 什麼人適合喝重金屬排毒果昔？

每個人都適合。不過，因為芹菜汁和重金屬排毒果昔這兩樣飲品各自都有非常強大效果，可能引起比較強烈的療癒反應，所以建議分階段進行，讓身體習慣芹菜汁一段時間之後，再加進重金屬排毒果昔。

Q 夏威夷螺旋藻、大麥苗汁粉、大西洋紅藻要在哪裡買？

臺灣目前實體店面沒有販售，可在網路上購買。

Q 沒辦法備齊五項食材該怎麼辦？

夏威夷螺旋藻、大麥苗汁粉、大西洋紅藻、野生藍莓和香菜這五種食材中，只要每天可以食用其中兩到三種，對身體還是很有幫助。

Q 進行重金屬排毒期間，需要外出該怎麼辦？

可以準備一瓶椰子水或蜂蜜水，將主要的粉類如夏威夷螺旋藻粉、大麥苗汁粉、大西洋紅藻粉和野生藍莓粉一起攪拌。至於缺少的另外一樣香菜，等到有機會取得的時候再吃就可以。

Q 夏威夷螺旋藻可以用一般的螺旋藻替代嗎？

市面上螺旋藻的品牌很多，要確保是來自夏威夷的螺旋藻才能移

除體内的重金屬，其他海域或來源的螺旋藻，反而容易有重金屬殘留的問題.

Q 夏威夷螺旋藻可以用綠藻替代嗎？

不可以。市面上不少健康食品強調綠藻可以排除重金屬，但實際上卻並不是如此。綠藻雖然可以和重金屬結合，但卻無法將重金屬排出體外。因此食用綠藻除了容易有汞汙染的問題之外，也可能在食用後反而讓重金屬在體内竄流，造成更多身體不適的狀況。

Q 市售的夏威夷螺旋藻有粉狀、膠囊和錠狀，任何一種都可以嗎？

建議挑選成分單純、不含抗結塊劑或賦形劑的夏威夷螺旋藻，原則上以粉狀和膠囊為佳，或是參考醫師的建議。

Q 大麥苗粉和大麥苗汁粉一樣嗎？

不一樣。只有大麥苗汁粉才能排除體内的重金屬。

Q 大西洋紅藻可以用昆布替代嗎？

雖然昆布也是很好的食材，但還是需要大西洋紅藻才能有效排除體内的有毒重金屬。

Q 整片、小片和粉狀的大西洋紅藻有什麼差別？該如何選擇？

這三種都可以直接加在重金屬排毒果昔中，可依各別喜好選擇。

Q 大西洋紅藻的口感如何？

大西洋紅藻是從海裡面撈起來，晒乾後就直接包裝，天然無加工的大西洋紅藻帶點海味和鹹味。

Q 大西洋紅藻除了加在果昔之外，還有別種吃法嗎？

整片和小片裝的大西洋紅藻也可以當成零食，搭配香蕉或柳橙，

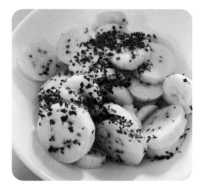

香蕉片撒上大西洋紅藻，就是一道方便準備的下午茶點心。

除了略帶酸甜口感之外，還會有紅藻的天然鹹味。另外，也適合加在任何湯品中，或撒在生菜沙拉、任何炒製的菜餚上，除了可以增加鮮味之外，也可取代鹽分的來源。

磨成細粉狀的大西洋紅藻，也可以在不方便準備果昔時，搭配其他重金屬排毒的粉類，一起攪拌均勻後直接喝。粉狀大西洋紅藻的鹹度較高，使用時可以酌量減少。

 傳統市場或超市中常看到的新鮮藍莓和野生藍莓一樣嗎？

不一樣，而且也無法達到排毒的目的。野生藍莓的體積較小、顏色較深；一般的藍莓體積較大、顏色較淺。

 野生藍莓在哪裡買？

臺灣目前可以買到的野生藍莓都是冷凍的，在美式大賣場、有機商店和網路上都可以買得到。另外，也可以在網路上買到野生藍莓粉。

 香菜不易保存該怎麼辦？

新鮮的香菜當然是最好的，但是在保存便利的前提之下，可以將香菜清洗乾淨後，用水耕、冷藏或冷凍方式保存。相較於新鮮的香菜，冷凍保存的效果會較差一點。從冷凍庫拿出之後可以直接使用，千萬不要解凍。

 沒有新鮮香菜的話，可以用乾燥香菜、香菜粉或香菜酊劑取代嗎？

不可以。雖然香菜粉和香菜酊劑對身體也有幫助，但只有新鮮香菜才能幫助排毒。如果真的無法取得新鮮香菜的話，可暫時省略，等到有的時候再加即可。

 香菜是只用香菜葉，還是連莖一起使用？

香菜的葉和莖要一起使用。

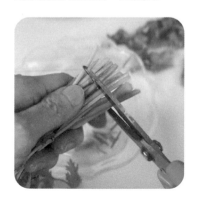

Ⓐ 我不敢吃香菜怎麼辦？

覺得香菜味道較重或不敢吃香菜的
人，可能體內殘留較多重金屬。剛
開始時只要加入能接受的量，不管
多少都可以。隨著重金屬的排除，
通常會慢慢習慣香菜的味道，可以
視情況再增加分量。

**Ⓐ 如果沒有柳橙的話，可以用其他
柑橘類替代嗎？**

真的無法取得柳橙的話，也可以
用橘子或柳丁替代。

參考影片

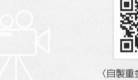

〈自製重金屬排毒果昔〉

〈芹菜汁和重金屬排毒
果昔連續吃三個月〉
（影片16：00-18：00處）

〈大西洋紅藻怎麼吃〉

〈大西洋紅藻七大功效〉

〈野生藍莓和
藍莓一樣嗎〉

〈野生藍莓六大功效〉

〈香菜保存這樣做〉

根除化學毒物果昔

芹菜汁飲食的第四杯飲品是根除化學毒物果昔。根除化學毒物果昔是由六樣重要的食材打成的，包括蘋果、野生藍莓、芒果、歐芹、櫻桃蘿蔔和芥末籽粉。

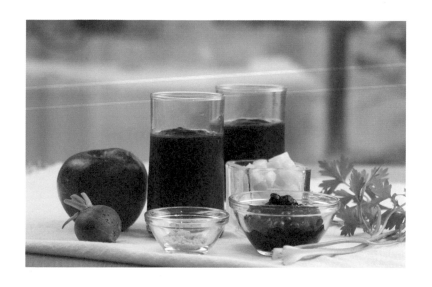

食材：1顆蘋果，切小塊；1杯冷凍野生藍莓，或30毫升野生藍莓汁，或1湯匙純野生藍莓粉；1杯新鮮或冷凍芒果，或1根新鮮或冷凍香蕉；1杯新鮮歐芹（巴西里），壓緊；1顆櫻桃蘿蔔；1茶匙芥末籽粉；1杯水或椰子水（1杯＝250毫升）、新鮮蘋果汁或瓶裝的有機無添加100%蘋果汁（自選，依喜好的濃稠度自行添加）

所有食材都可以在網路上買得到，將所有食材放進果汁機攪打均勻就可以。此款果昔不僅可以幫助排除各種不同的化學毒素，也可以將有毒重金屬鬆脫並澈底拔除，讓毒物更快排出身體。

【常見問題】

Q 沒有歐芹可以用其他食材替代嗎？

歐芹有它特定的功效，其他食材無法取代，如果偶而缺少的話，仍然可以製作，但原食譜的功效是最強大的。

Q 沒有櫻桃蘿蔔可以用白蘿蔔嗎？

不可以，白蘿蔔無法發揮同樣的功效。

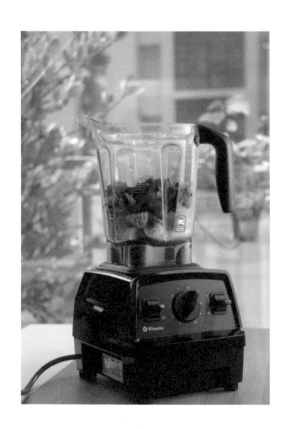

Chapter *10*

蛋白質的攝取來源

　　芹菜汁飲食的主要內容以芹菜汁、大量蔬果、各式香草茶和野生食物爲主，同時也建議少油和少鹽的烹調。由於並不特別強調蛋白質的攝取，因此很多剛開始想嘗試芹菜汁飲食的朋友經常會提到的問題就是：這樣的飲食內容是否能攝取足夠的蛋白質？

　　坊間流行的飲食觀念，認爲肉類蛋白質勝過一切，就算擔心脂肪太高也應可改爲選擇瘦肉，才能攝取足夠的蛋白質以維持身體健康。事實上，根據美國農業局和美國國家生物技術資訊中心的研究資料，不僅肉類含有蛋白質，蔬菜也含有優良蛋白質，如菠菜、蘆筍、青花椰菜和白花椰菜等，同時也富含各種的大量營養素，更是身體邁向療癒之路的重要關鍵。

 菠菜

　　每100公克菠菜含有2.9公克蛋白質。菠菜中的蛋白質含有所有必需胺基酸，而一杯菠菜（25公克）含有121微克維生素K，剛好超過一個人日常需求的百分之百。菠菜除了是葉酸、維生素A和維生素C的豐富來源，也是鎂、鐵、鉀、鈣等礦物質的良好來源。

菠菜含有可以增強抗氧化防禦和減少炎症的植物化合物。在一項研究中，與服用安慰劑的運動員相比，服用菠菜補充劑十四天的十名運動員，在跑完半程馬拉松後表現出的氧化壓力反應減少，同時肌肉損傷的程度也減少。

　　另一項研究中，研究人員將富含硝酸鹽的菠菜給健康參與者，並測量其對一氧化氮的影響。一氧化氮是一種擴張血管的信號分子。他們測量了細胞功能和血壓的結果發現，富含硝酸鹽的菠菜會增加一氧化氮，改善內皮細胞功能並降低血壓，而這些表現都可以改善心臟健康。其他研究也指出，食用菠菜可降低罹患某些癌症的風險，包括乳腺癌。

 蘆筍

　　每100公克蘆筍含有2.2公克蛋白質。蘆筍是維生素K的豐富來源，也是葉酸和核黃素的良好來源，同時還含有礦物質鎂、磷和維生素A。蘆筍具有抗炎和抗癌特性，其所含的低聚果糖可刺激腸道益菌的生長。

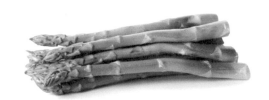

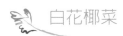 青花椰菜

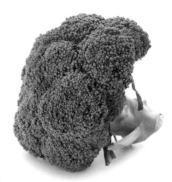

　　每100公克青花椰含有2.8公克蛋白質。
青花椰菜含有優良蛋白質和所有必需胺基
酸。同時,它富含維生素C和K,是葉酸、
磷和鉀的良好來源,也含有一些鈣,更提
供大量植物化合物和類黃酮,如山奈酚,具
有抗氧化、抗炎和抗癌作用。

　　就像所有十字花科蔬菜一樣,青花椰菜的硫代葡萄糖苷含量很高,
這些化合物有助於降低罹患癌症的風險。蒸煮過的青花椰菜與膽汁酸結
合的能力更高,有助於降低血液中的膽固醇水平,因此不建議生食。

　青花椰菜 白花椰菜

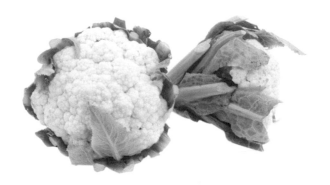

　　每100公克白花椰菜含有1.9公克蛋白質。白花椰菜富含維生素C,也
是維生素K的良好來源。它還含有鈣、鐵、鎂和磷等礦物質及大量特殊
的芥子油苷化合物,有抗癌、抗氧化和抗炎特性。白花椰菜可以通過刺
激肝臟中的解毒和抗氧化化合物的產生,幫助改善肝臟健康。

以上列舉的是幾樣芹菜汁飲食中經常會攝取的蔬菜。在這個章節的一開始，我們提到的是動物性蛋白質，但如果是豆類的植物性蛋白質，也不需要補充嗎？

芹菜汁飲食不強調補充蛋白質，這是因為不論是動物性蛋白質或植物性蛋白質，都很容易有飽足感。如果飲食中蛋白質的攝取量較多時，自然就吃不下更多的蔬果。除此之外，肉類和豆類含有的油脂也較高，會減緩淨化血液和排毒的過程。因此，如果期望改善病症的速度快一些的話，在飲食中減少葷食和豆類蛋白質的比例是很重要的，建議可以只在晚餐攝取。

很多人初次接觸芹菜汁飲食時，常常擔心蛋白質攝取的問題。我也常被問到：「你的蛋白質從哪裡來呢？」這是因為「需要」補充蛋白質的觀念根深蒂固。然而，我總是引用網球明星喬科維奇的例子來向周遭的朋友們解釋，其實並不需要特別補充蛋白質，只要選擇正確的飲食方式，同樣可以保持健康和活力。

喬科維奇是塞爾維亞人，習慣以麵包和大量肉類作為早餐，再加上他小時候家裡經營餐廳，隨手可得的比薩也經常成為他的食物選擇。

喬科維奇4歲時，住家附近出現了3個網球場，好奇的他常常在球場附近徘徊。他成為家裡第一位打網球的人並很快掌握了技巧，但當時他只能在牆壁前練習，直到6歲時，一位啟蒙教練挑選他參加塞爾維亞的夏季訓練營。如果這些網球場沒有出現在他家附近，或許喬科維奇永遠不會踏上網球之路。

7歲時，喬科維奇看著網球傳奇山普拉斯在溫布頓奪冠，從那刻起，他愛上了這項運動，也開始擁有成為世界第一的夢想，並一直為此目標努力。由於他有明確的目標，喬科維奇一直保持自律。他從小就有一些小毛病，在2010年的賽季中，他感到極度疲勞，儘管繼續刻苦訓練，但

體力狀況和呼吸系統一直無法改善。就在那時，他開始嘗試芹菜汁飲食，戒除了蛋、奶和麩質的攝取，同時減少了油脂的攝入。

儘管對喬科維奇來說，改變飲食並不容易，但正是因為他對目標的堅持，他試圖做出重大的改變。從艱難的2010賽季到2011年的轉機，這成為他有史以來最佳的賽季之一。喬科維奇在那一年取得43連勝，創下了網球公開賽年代最長的連勝紀錄。

除了堅持芹菜汁飲食，他也持續堅持不接種疫苗。2022年，他因未接種疫苗而被澳大利亞政府拒絕入境，錯失參加2022年澳網公開賽的機會。他事後表示，他寧願放棄未來的獎盃，也不願被迫接種疫苗，這是他願意付出的代價。然而，喬科維奇也強調他從未反對過接種疫苗，並相信每個人都有權根據自己的感受做出選擇或採取行動。2023年，他因不接受美國入境的防疫規定而缺席了印第安韋爾斯公開賽，並在申請疫苗豁免未獲准後，也缺席了邁阿密網球公開賽。

喬科維奇之所以接觸到芹菜汁飲食，是因為他的太太伊蓮娜在參加一場婚禮時遇到一位女孩。那位女孩在等待婚禮的時間閱讀一本芹菜汁飲食的相關書籍，書籍封面上是一張胸腔掃描圖。伊蓮娜對這位女孩在婚禮上專心閱讀這本書感到好奇，因為一般人在婚禮上通常是閱讀小說打發時間，但那位女孩卻十分認真地告訴伊蓮娜一定要閱讀這本書，因為它能改變生命。這促使喬科維奇全家開始嘗試芹菜汁飲食。雖然他們不在公開場合談論此事，也許這是運動員不想讓競爭對手知道的祕密，但喬科維奇無疑是芹菜汁飲食的最佳代言人。

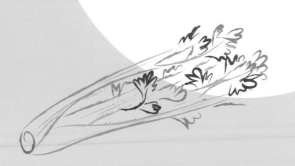

第四篇

進入排毒
階段

Chapter *11*

天天殺病毒、細菌與排毒的重要性

　　剛開始接觸芹菜汁，是因為想要解決困擾我多年的睡眠問題，完全沒想到有所謂「殺病毒細菌」和「排毒」的概念。幾年時間下來，透過自己的親身經驗以及身旁一起實踐芹菜汁飲食生活的朋友共同見證，感受這套飲食方法的確具有非常強大的療癒力量。如果生活中能盡可能做到殺病毒細菌和排毒的話，每個人都有機會達到所設定的健康目標。

不屈就於亞健康

　　在第一篇中我曾提到，自己的健康史與EB病毒的四個階段相符，從中清楚了解到，病毒細菌對身體造成的慢性傷害。除此之外，環境毒素更是在不知不覺中破壞我們的免疫能力，讓許多人無法維持想要的身體健康，而是處於一個亞健康的狀態。因此，透過飲食天天殺病毒細菌和排毒，就成了芹菜汁飲食的重點。

　　環境毒素的來源非常多，從網路資訊或書籍中，我們都可以讀到很多相關資訊，這些毒素可能來自農作物的除草劑和殺蟲劑、日常使用的香水和清潔用品、居家建材、新買的衣物、老舊的水管等。雖然坊間有各種不同的排毒方式，然而芹菜汁飲食中的各種排毒法，每個人可以根

據自己的生活飲食作息來選擇，在生活中落實，階段性的達成自己想要的健康狀態。

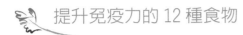
提升免疫力的 12 種食物

每天的飲食中如果能攝取多樣可以殺病毒和細菌的食物，就可以有效提高免疫力，預防感冒、流感以及各種病毒細菌的侵襲。以下這12種都是能提高免疫力的食物：**芹菜汁、黃瓜汁、薑黃生薑汁、蔬菜汁、檸檬水、生薑水、百里香茶、療癒高湯（以蔬菜和辛香料燉煮、無油無鹽的蔬菜湯）、生菜、生大蒜、生蜂蜜（未經加工處理，由蜜蜂封蓋熟成100%的純蜂蜜）、新鮮水果。**

除了經常攝取上面列出的食物之外，可使用第12章所介紹的八大排毒法來排毒，更能往自己的健康目標邁進。

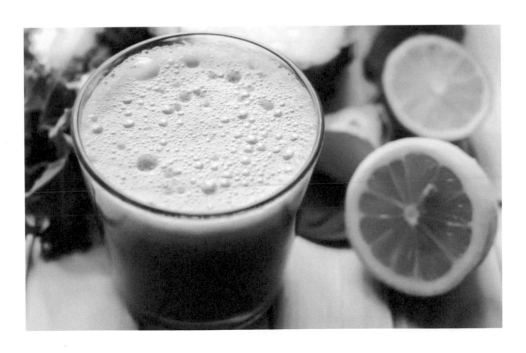

Chapter *12*

芹菜汁飲食的八大排毒法

芹菜汁飲食的排毒方法中，芹菜汁當然是必備的。而我自己經常執行的排毒方法有：檸檬水排毒、晨間排毒、果汁排毒、單一飲食排毒、抗病菌排毒、以重金屬排毒果昔為主的重金屬排毒、簡易版369的9天排毒、進階版369的9天排毒。這八大排毒法來自《369排毒飲食聖經》，因執行方式的難易程度不同以及執行天數長短不一，每個人可以在任何時候，依自己的身心健康狀況以及生活作息進行安排。

檸檬水排毒

我們可以把檸檬水排毒，當成是進入芹菜汁排毒方法的前置準備。大部分的人在接觸一個新的飲食排毒方法之前，都會進行一段時間的評估與考量。由於檸檬水做法很簡單、也很容易執行，即使還沒開始喝芹菜汁、尚未準備好進行各種排毒飲食，如果能把早上空腹喝檸檬水當成一種習慣，長期下來對改善健康也會很有幫助。如同前面章節提過的，如果要增強效果的話，可以做成檸檬生薑蜂蜜水（頁53）。

> **小提醒**
> 每天早上空腹喝500毫升的檸檬水或檸檬生薑蜂蜜水。如果有各種原因無法準備檸檬水的話，也可以用椰子水替代。購買椰子水時要挑選透明無色、無添加的。

晨間排毒

　　晨間排毒可以讓肝臟和身體的其他部分在早上自然排毒。這個排毒方法能夠加強胃酸來增進消化功能，減少血液中的脂肪含量，讓身體含有更多的氧氣以及深層的補水效果。

　　晨間排毒的進行方式是早上起床空腹喝500毫升到1000毫升的檸檬水，間隔至少15～30分鐘之後，再喝500毫升到1000毫升的芹菜汁。早餐以水分多的水果餐為主，例如火龍果和瓜類等。需要有飽足感的話，可以加上蒸馬鈴薯、地瓜或南瓜，也可以吃小米或燕麥。早餐不吃蛋、奶類製品、麵製品、豆類、動物性蛋白質、任何的油脂，包括堅果類也不吃，同時也不吃果乾、不加鹽巴。

　　午餐之前最少喝500毫升的白開水、檸檬水或椰子水來幫助排毒。建議進行晨間排毒的期間最少兩個星期。如果可以的話，請把晨間排毒當成每天的飲食習慣。

　　這幾年來我已經習慣晨間排毒，所以即使外出旅行時，我都會習慣帶一隻小叉子和一把水果刀，有檸檬時就可以輕鬆製作檸檬水。如果在飯店吃自助式早餐時，我原則上也是以水果餐為主，有中式餐點的話，偶爾也會加上一碗白粥或地瓜。

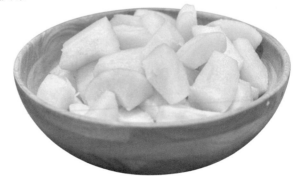

水分高的梨子很適合當早餐。

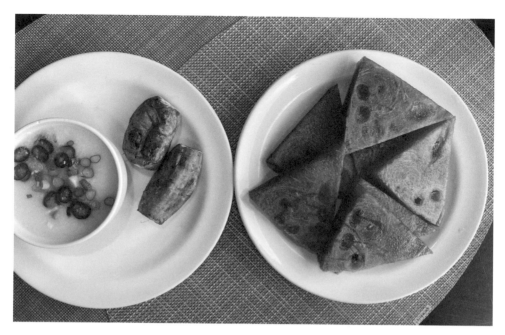

旅行時的飯店早餐這樣吃，同樣是無鹽、無油、無葷食的健康早餐。

　　午餐、點心和晚餐可以依自己的喜好安排餐點。當然，如果希望讓身體健康狀況更快改善的話，建議就要減少油脂與蛋白質的攝取。雖然單單執行晨間排毒一段時間也可以感受到身體的變化，但如果進行晨間排毒後，中午又立刻吃一大塊炸豬排，可能就不容易看到這種飲食帶來的明顯好處。

- 早上空腹喝500～1000毫升檸檬水，15～30分鐘後喝500～1000毫升芹菜汁。
- 早餐吃水分多的水果＋蒸根莖類蔬菜，或小米／燕麥（一至三區禁食）。
- 午餐前喝500毫升白開水、檸檬水或椰子水。

【野生藍莓燕麥粥製作方法】

食材：1/4到1/2杯燕麥粒、2根香蕉、1杯冷凍野生藍莓、野生藍莓粉（自
選）、生蜂蜜或楓糖漿（自選）、肉桂粉（自選）、1/2到1杯水

　　將燕麥放入電子鍋中，加水，選擇稀飯模式。等純燕麥粥煮好後，
直接拌入冷凍野生藍莓，加生蜂蜜或楓糖漿調味，鋪上切片的香蕉，灑
上肉桂粉，就可以食用。如果燕麥粥太濃稠，再加水稀釋到喜好的濃稠
度即可。

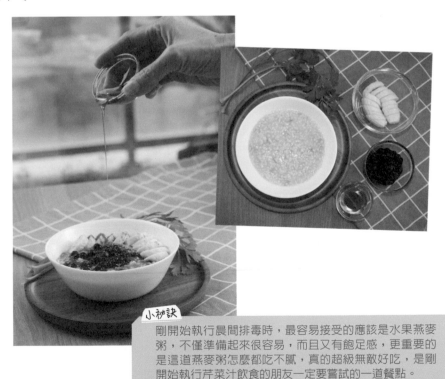

小祕訣

剛開始執行晨間排毒時，最容易接受的應該是水果燕麥
粥，不僅準備起來很容易，而且又有飽足感，更重要的
是這道燕麥粥怎麼都吃不膩，真的超級無敵好吃，是剛
開始執行芹菜汁飲食的朋友一定要嘗試的一道餐點。
也可以將燕麥加入適量的小米，煮成燕麥小米粥，或直
接只用小米煮小米粥，這樣營養價值會更高。

果汁排毒

　　當身體不舒服，例如有感冒症狀或強烈病毒感染時，可以進行一到兩天的果汁排毒。果汁排毒是一種短期的排毒方法，可以快速淨化淋巴系統。同時在這過程中，我們的胰臟、膽囊、腎上腺和肝臟也能得到保護，不至於因為排毒造成身體太多壓力。

　　果汁排毒主要的食材是檸檬、西洋芹、蘋果和小黃瓜。喝的量與時間間隔，如下：

- 早上空腹喝500～1000毫升的檸檬水。
- 15～30分鐘後喝500～1000毫升的芹菜汁。
- 15～30分鐘之後，整天以每兩小時喝500毫升的芹菜蘋果小黃瓜汁＋間隔一小時後喝500毫升白開水的方式進食。

　　依照這樣的喝法，一天大約可以喝進3000毫升的芹菜蘋果小黃瓜汁和3000毫升的白開水。

【我的果汁排毒經驗】

　　有一次我感染了很厲害的細菌病毒，早上起床時就輕微發燒，覺得頭痛、噁心還有肌肉痠痛。我從執行芹菜汁飲食以來，不曾因為感冒症狀就醫，因為我知道只有多補充新鮮蔬菜水果，增加各種營養素，就有辦法迅速提升免疫力。

　　當時雖然想進行果汁排毒，但因為體力不佳只能就家中現有的食物盡量補充，所以一整天下來只喝檸檬水、芹菜汁、蘋果小黃瓜汁，另外再吃兩根香蕉和野生藍莓。即使不是完整的果汁排毒，但我仍然能從

這樣的飲食中，快速殺死病毒和排除身上的毒素，因爲第二天早上起床時，我不僅體溫恢復正常，也覺得身心舒暢。

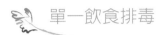 單一飲食排毒

單一飲食排毒的主要食材是香蕉或木瓜，這兩種食物可以爲大腦及神經系統，提供大量葡萄糖，讓身體過去因爲神經毒素造成的神經受損細胞得到修復。單一飲食排毒也是非常簡單的排毒方法，可以舒緩已經發炎和受到感染的腸胃道。排毒期間因爲已暫時完全避開會對神經系統造成傷害的食物，所以引起腸胃道問題的病原體就會被餓死。同時在這段期間，身體也能有效吸收食物的營養。

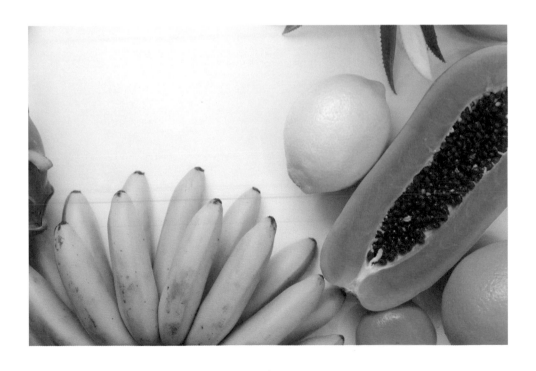

單一飲食排毒的進行方式是，除了早上例行的檸檬水和芹菜汁之外，其餘時間可以只吃香蕉或只吃木瓜，或兩種一起吃。除了香蕉和木瓜之外，同時可以搭配奶油萵苣生菜。如果吃膩了香蕉或木瓜，也可以在不同的用餐時間，單獨選擇只吃蒸熟的馬鈴薯。如果想要加強排毒效果，可以在傍晚大概四、五點或晚餐前，再喝一杯最少500毫升芹菜汁。

- 早上空腹喝500～1000毫升的檸檬水。
- 15～30分鐘後喝500～1000毫升的芹菜汁。
- 其餘用餐時間，可以吃香蕉、木瓜、奶油萵苣或單獨吃蒸熟的馬鈴薯。
- 傍晚或晚餐前再喝一杯芹菜汁。

【我的單一飲食排毒經驗】

第一次接觸單一飲食排毒法，是在開始喝芹菜汁兩年半之後。起初聽到這種排毒法時，覺得很難接受，因為我覺得只吃香蕉跟木瓜應該會很膩口，不確定自己能不能執行，再加上我從小就很怕木瓜的味道，更讓我一直沒有勇氣嘗試。

在開始進行第一次單一飲食排毒之前，我總共先進行過四次的「進階版369的9天排毒」，因為在後面的幾次排毒，每一次都有噁心、脹氣的療癒反應，所以我決定試試這個對腸胃道很有幫助的排毒飲食法。同時也因為我好不容易找到我唯一敢吃的有機木瓜，才終於下定決心執行一週的單一飲食排毒。

開始芹菜汁飲食之後，經常吃的水果就是香蕉，特別是在不方便準備餐點或是外出時，香蕉就成了我必備的食物，所以我家中常備一些綠

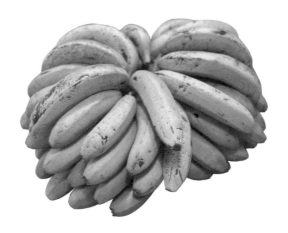

家中常備一些不同熟度的香蕉，方便食用。

皮未熟的香蕉。在只吃香蕉當正餐時，我每次會吃三到四根，然後間隔兩小時左右就會有飢餓感，只要餓了我就繼續吃香蕉。

因為平常很習慣吃香蕉，所以剛開始進行香蕉木瓜排毒法時，十分順利。但吃一兩天香蕉後還是會覺得膩口，因此再加進木瓜。然而出乎我意料的是，香蕉和木瓜一起吃，味道竟然蠻搭的！我會把木瓜打成木瓜泥，然後把香蕉切片拌著吃，鮮橘色的木瓜和甜味十足的香蕉搭配，不僅顏色好看，木瓜的清爽也能解去香蕉的甜膩感。接下來的幾天，在吃香蕉或木瓜時，也會配著奶油萵苣一起吃，有幾餐也會蒸馬鈴薯來換換口味。

單一飲食排毒期間，我每天上下午都各喝700毫升的芹菜汁，可能因為加量的關係，除了每次喝都有輕微脹氣的療癒反應之外，每天都需要睡三次回籠覺，臉部也出現皮屑和紅疹。

先執行一週的單一飲食排毒之後，第八天再進行一天的果汁排毒，

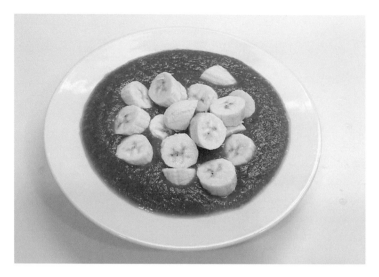

木瓜打成泥之後，搭配切片香蕉一起吃，好看又不膩口。

將淋巴系統的所有毒素再清理一次。在實行單一飲食排毒之後，我發現自己的嗅覺比以前更敏銳。有一天，家人從便利商店買了一個手卷飯糰，打開飯糰的瞬間，我竟聞到一股濃濃的化學味。我在家裡開爐火煮飯時，瓦斯爐點燃的瞬間也會聞到非常重的瓦斯味。不僅如此，平常在家時，也經常可聞到從戶外飄進各種化學香氛的氣味。

由於單一飲食排毒法只攝取最少量的食物，所以我們的嗅覺和味覺就有機會回復到最靈敏的狀態。所以有一些朋友在進行排毒之後，甚至可以嘗得出生魚片裡面含有汞的味道，或是可以聞到從前不曾聞過的清新空氣。

單一飲食排毒的食材很簡單，準備起來快速方便，建議剛開始執行芹菜汁飲食的人可以多嘗試，從一餐只吃香蕉或只吃木瓜開始，然後慢慢嘗試一整天或三天的單一飲食排毒。

🪶 抗病菌排毒

抗病菌排毒也就是依照六大禁區的分級，透過減少攝取阻礙療癒的食物，讓我們有更多機會吃進更多幫助修復與排毒的療癒食物，建議最少維持兩週到四週的時間

- 嘗試將地瓜、馬鈴薯、南瓜或豆薯當主食。
- 戒除蛋、奶、麵，減少鹽分攝取，不喝鋁罐飲料，不喝含有添加物如果糖、玉米糖漿及所謂「天然風味」等的飲料。
- 減少豬肉、大型魚類如鮪魚以及基改玉米的攝取。

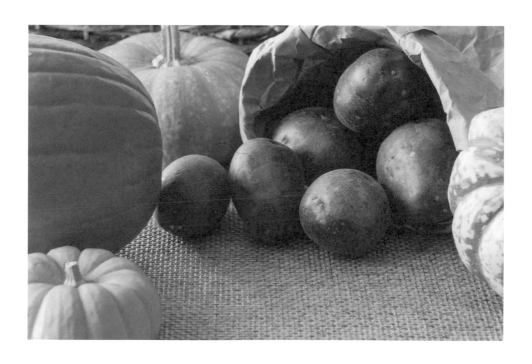

【我的抗病菌排毒經驗】

在前面章節中曾提到,我將蛋澈底從飲食中戒除的經驗,但是要戒除麵食類食物的確相當困難,因為在我們的飲食文化中,麵製品占了很大一部分,大街小巷的餐館幾乎每一家都有麵食。

開始芹菜汁飲食之前,我就已經很少吃麵食,因為麵食對我來說比較難消化,儘管我偶而還是會買一些米麵包,也偶爾吃麵條,但主食以米飯為主。在芹菜汁飲食中並不完全排除米飯,但因為吃飯比較有飽足感,所以自然而然會減少攝取其他療癒食物的機會。同時,傳統的飲食方式也讓東方人習慣吃飯配菜,在這樣的飲食過程中,不知不覺就攝取過多鹽分和油脂,對療癒身體並沒有幫助。一直到我慢慢開始嘗試著吃燕麥和小米,並且將地瓜或馬鈴薯當主食後,我才完全戒除麵製品。

由於根莖類食物本身含有醣類,所以當主食改為地瓜或馬鈴薯時,搭配的蔬食只需極少量的鹽巴或油脂,甚至完全不用油鹽也很好入口。

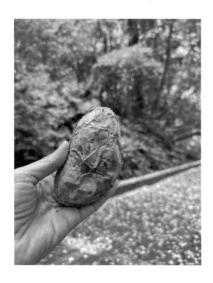

家中可準備一些冷凍的熟地瓜。
有飽足感的熟地瓜,很適合戶外
活動時食用。

一般人的飲食中幾乎都包含麵食，因此建議如果要執行這個排毒法，可以先習慣試著將地瓜、馬鈴薯、南瓜、豆薯等根莖類食物當主食，就比較容易執行。但如果有腸胃問題的朋友就比較不建議將地瓜當主食，因為地瓜含有的纖維較多，反而會因食用太多地瓜容易感到腸胃不適。

　　有朋友曾很好奇的問我，這麼一來不就失去飲食的樂趣？我覺得這是一個非常主觀的問題，因為會這樣問的朋友是認為吃大魚大肉，品嘗各種甜品，或搭配各種調味醬料才有滿足感。但隨著味蕾愈來愈敏銳，身體感受更清晰，對飲食的滿足感反而會來自吃到食物的原味。有幾次朋友分別拿傳說中超級無敵好吃的餅乾，以及團購人氣甜點讓我品嘗，外包裝打開的一刹那，我只聞到化學味而不是天然食材的味道。然而盛情難卻，我雖然勉強吃了一口，但當下其實很想直接吐掉。因此除非能確定甜品或醬料完全由純天然食材製作，吃完對身體沒有任何負擔，我才會食用，因為我覺得這才是飲食上最大的享受。

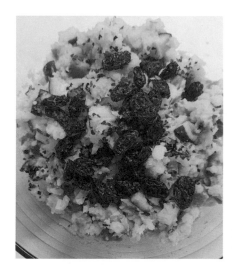

不加美乃滋的馬鈴薯地瓜沙拉
當主食，營養又有飽足感。

重金屬排毒

重金屬排毒可以結合抗病菌排毒、晨間排毒和369的9天排毒一起進行。重金屬排毒可以讓身體和大腦不再受到重金屬毒素的影響，澈底根除神經系統的問題，建議可持續三到六個月，或更長的時間也可以。

小祕訣

為了可以經常進行重金屬排毒，家中需要常備重金屬排毒的五大關鍵法寶：夏威夷螺旋藻、大麥苗汁粉、大西洋紅藻、冷凍野生藍莓或野生藍莓粉和香菜。另外，重金屬排毒果昔的其他食材香蕉和柳橙也可列為每週固定採買的食物，或者將水果去皮切塊冷凍，方便使用。

簡易版 369 的 9 天排毒

這個排毒方法適合剛開始想要做深層排毒的人，因為與平常的飲食差異並不大，所以比較容易執行。

- 早上空腹喝500毫升檸檬水，15～30分鐘後再喝500毫升芹菜汁。
- 早餐吃水果餐，也可加蒸熟的根莖類蔬菜。
- 上午點心可吃蘋果。
- 午餐吃不加市售醬料的蔬果沙拉，或者將各式蔬果打成蔬果昔，也可吃蒸熟的各種蔬菜，包括根莖類。
- 下午點心可吃蘋果。
- 晚餐吃不加市售醬料的蔬果沙拉，或者將各式蔬果打成蔬果昔，也可吃蒸熟的各種蔬菜，包括根莖類。
- 睡前一小時喝500毫升的檸檬水和洛神花茶（檸檬香蜂草茶或白樺茸茶也可以）。

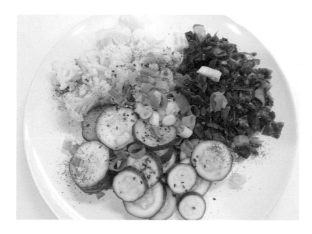

各式清蒸蔬菜，適合晚餐食用。

清蒸馬鈴薯和地瓜，蒸熟後一起攪
拌成泥。搭配清蒸櫛瓜和孢子甘
藍，撒上青蔥和不調味的純辣椒
粉。腸胃較弱的人，可以將蔬菜蒸
軟爛一些，比較容易消化。

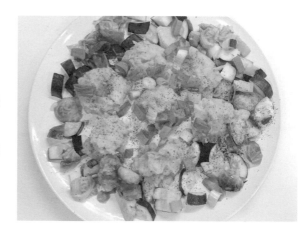

小祕訣

所有飲食內容不加鹽和油，如果希望有點鹹味，可以撒上大西洋紅
藻片或搭配無油、無鹽的燒海苔。喜歡吃辣的人，也可以加生辣椒
或撒上不調味的純辣椒粉。
更多食譜及排毒原則，請參考《369排毒飲食聖經》。

這個進階排毒法是結合重金屬排毒果昔的深層排毒方法。雖然是進階排毒，但仍然很溫和，可以在殺死病原體的同時，幫助身體排出更大量的毒素。慢性疾病嚴重的人，通常身上有較多病原體，同時也有較多的重金屬殘留，很多症狀都是因為重金屬在身體裡面氧化，或病毒造成的神經毒素和皮膚毒素而引發的。

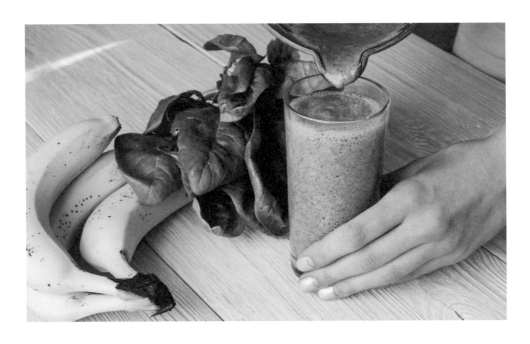

餐點內容是9天全生食蔬果沙拉、果昔或果汁，完全不攝取任何根莖類食物，適合健康狀況較嚴重，或想要讓身體健康狀況更上一層的人。如果你的慢性疾病已經讓你沒有辦法像一般人一樣正常生活的話，這個進階排毒法就非常適合，因為能透過深層排毒，讓身體有機會得到療癒。

【前六天】

- 早上空腹喝檸檬水1000毫升，15～30分鐘後再喝1000毫升的芹菜汁。
- 早餐喝重金屬排毒果昔。
- 上午點心可吃蘋果。
- 午餐喝保肝果昔[註3]。
- 下午點心可吃蘋果。
- 晚餐喝菠菜冷湯[註4]。
- 晚上點心可吃蘋果。
- 睡前一小時喝500毫升的檸檬水和洛神花茶（檸檬香蜂草茶或白樺茸茶亦可）。

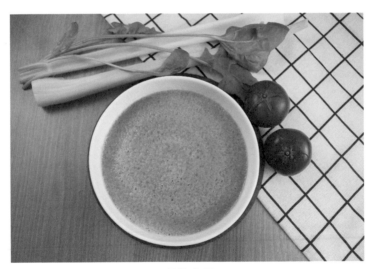

菠菜冷湯

註3　保肝果昔的三種水果是野生藍莓、香蕉跟火龍果。

註4　菠菜冷湯的主要的食材是菠菜、番茄、芹菜、柳橙、大蒜。如果沒有菠菜的話，可以用奶油萵苣替代；如果沒有番茄時，可用芒果或香蕉替代。但是記得：不要同時食用香蕉和番茄，因為不容易消化。在台灣的秋冬季節可用橘子取代柳橙，以方便、當令的水果為佳。

【第七、八天】

進階版369排毒第七和第八天的飲食與前六天相同。另外，在傍晚（和上一次進食時間須間隔60分鐘）喝1000毫升的芹菜汁。

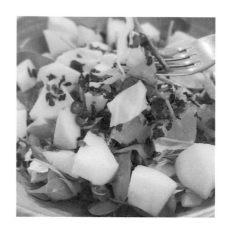

以生食蔬果的方式進行9天進階排毒，可以直接吃蔬果沙拉或者打成果昔。

【第九天】

下列為全天到睡前的所有飲品跟食物。

- 兩杯1000毫升芹菜汁，早上和傍晚各一杯，要和其他飲品間隔15～30分鐘。
- 兩杯500～600毫升的小黃瓜蘋果汁，任何時間都可以喝。
- 上午以瓜果泥為主，下午後以木瓜泥為主。新鮮西瓜汁或是現榨柳橙汁可不限量的盡量多喝。任何時間都可以，但不同食物要錯開時間。
- 水，想喝就喝。
- 睡前一小時喝500毫升的檸檬水和洛神花茶（檸檬香蜂草茶或白樺茸茶亦可）。

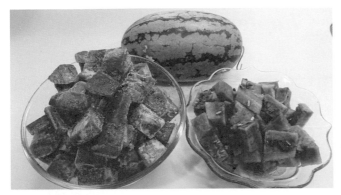

將部分西瓜切塊冷凍,再和室溫或冷藏的西瓜一起打成果汁,可以避免溫度太高。

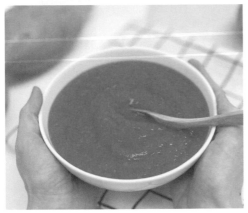

木瓜泥是下午以後的主要食物。

小祕訣

為方便準備第9天的流質食物,可以在前一天先將食材準備好,並將其中一部分冷凍,避免果汁機在攪打時食材的溫度上升。例如,先將木瓜切塊冷凍,在製作木瓜泥時,其中2/3用新鮮木瓜,另外1/3用冷凍木瓜。先放入新鮮木瓜,再放入冷凍木瓜,兩種加在一起攪打並且不須加水,就可以製作新鮮木瓜泥。

參考影片

〈野生藍莓燕麥粥〉　　〈保肝果昔〉　　〈單一飲食排毒法〉
（影片 5:12 更正,單一飲食排毒食材選擇不包括地瓜,因為它的果肉肥厚,對消化敏感的人不容易消化。）

Chapter 13

我的第一次 9 天排毒

9天排毒是非常強效的療癒工具，可以漸進的將身體深層的毒素排出體外。因爲感受到它對身體的好處，我也養成每一季進行一次9天排毒的習慣，讓身體維持在良好的狀態。

感受身體的自然韻律

2019年7月，我第一次做簡易版369的9天排毒，做完後的第一天口慾很強，由於當時沒有相關中文書籍，只能上網搜尋相關排毒法的資訊，因此不知如何適應及調整。在不了解排毒後過渡期的重要性、也耐不住口慾的情況下，當天晚上我就吃進一整片鯖魚。然而身體有它自然的韻律，在經過連續9天無油的排毒飲食後，油脂豐富的鯖魚絕對不是身體當時需求。所以，在我吃完鯖魚之後不久就直接拉肚子，感覺吃進去的食物瞬間全部排掉。

9天排毒之後，有一個很明顯的療癒反應就是頭皮發癢，不管怎麼洗頭都還是覺得很癢，頭皮發癢難耐的情形維持了一兩個月。我回想，可能的原因是在做排毒之前有一年多的時間，我一直在髮廊做頭皮護理療程，也購買了整套的洗髮、潤髮和頭皮護理用品在家使用。當時因爲有

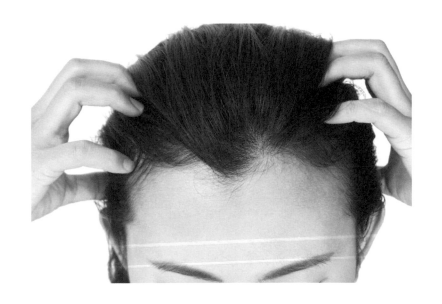

掉髮問題，我希望頭皮可以比較健康，更期待能維持當時的髮量。在進行頭皮護理時，感覺的確很舒服，但沒想到這些由頭皮吸收進去的化學物質，在排毒之後澈底的透過頭皮發癢的方式排出來。

體驗「不可能的任務」

我的第一次9天排毒經驗讓我下定決心做實驗，持續兩年期間不做頭皮護理、不染、不燙、只修剪頭髮。剛開始時，我的髮型師還會鼓勵我繼續做頭皮護理，我總是很客氣的婉拒。但經過一段時間之後，有一次她主動跟我說，我的髮量比以前多，而且也比以前蓬鬆。聽到她這樣說我當然很開心，經過兩年不染不燙的實驗，我對比前後的照片，發現原本頭頂上髮量稀疏的地方，真的變得比較茂密，這是我在實行芹菜汁飲食之前，完全沒想過會發生的事。

根據芹菜汁飲食相關書籍的觀點，頭髮稀疏和掉髮的原因，是因為肝臟含有重金屬毒素和各種病原體，導致肝臟功能不佳。另外可能的原因為腎上腺無法分泌活化頭皮毛囊和刺激頭髮生長的重要荷爾蒙。透過芹菜汁飲食中的各種排毒方法，加上避開有毒化學物質，就有機會讓肝臟和腎臟回復較佳的狀態，因此頭髮得以重新生長。

Chapter 14

排毒旅程

　　芹菜汁飲食排毒是一段旅程，隨著身體排除愈多毒素，身體也會體驗到前所未有的輕盈與健康。由於9天排毒需要花費的時間較長，過程中難免會經歷一些療癒反應，因此將我自己前幾次執行的9天排毒經驗，逐一整理提供給大家參考。

　　2020年5月《369排毒食譜》（*Medical Medium: Cleanse to Heal*）英文版紙本書上市，在預購已久的新書到手之後，我迫不及待閱讀這本接近600頁的英文書，雖然早在紙本書出版之前，我已經看過電子書，但拿到實體書的那一刻還是興奮不已，更是躍躍欲試新書中的排毒法。

　　因為語言隔閡，國內的資訊通常會比國外晚半年到一年以上，當時為了透過影片讓臺灣及亞洲地區的朋友可以在最短時間內收到最新的資訊，也希望自己盡快累積豐富的經驗並與大眾分享，因此決定進行第一次進階排毒。

　　接著，我將開始我每天的排毒生活紀錄與療癒反應。

第一次進階排毒：進階版 369 的 9 天排毒

● **時間**：2020.5.26～2020.6.3
● **起因**：腳癢起疹子

【第一天】

我依照平常每天早上的習慣，喝完1000毫升的檸檬水後，再喝1000毫升的芹菜汁，喝到一半時發現身上開始冒出疹子。其實在這之前，我就注意到身上有一些小小顆的紅疹會發癢，但我不確定是因為在戶外、還是在家被蚊蟲咬到。由於在喝的過程當中，疹子就直接冒出來，有明顯的療癒反應，我當下就決定直接做進階排毒。

事實上，自從拿到新書之後，我已經考慮做進階排毒，但是進階排毒對我來說有一點挑戰，因為整整9天只能吃水果生菜沙拉。雖然平常我也會一天吃兩餐的沙拉，但一直沒試過一整天、而且9天都是這樣的飲食方式。在好奇心的促使之下，我當下就決定開始進階排毒的第一天。

由於平常的飲食方式已經很接近進階排毒飲食，所以進行起來很順利，而且家

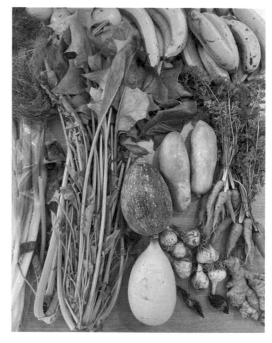

日常採買大量蔬果，方便執行芹菜汁飲食。

中也有大部分需要的食材。進行的同時，我也開始觀察並記錄自己的療癒反應。過程中，我也會特別感受口慾的差異，因為進行深層進階排毒時，通常會產生比較強烈的口慾。

§ 療癒反應：除了平常就會有的口渴、流鼻水、疲倦感、手麻之外，這次還多了嗝氣與脹氣。口慾正常。

§ 生活紀錄：晚上喝完檸檬水之後，十點多就有睡意。

【第二天】

早上喝檸檬水和芹菜汁時，覺得頭有點脹脹的。不過，前一天起的疹子，好像已經消失。

§ 療癒反應：眼睛痠痠緊緊的，口慾正常。

§ 生活紀錄：晚上十點半左右覺得有點累，準備上床睡覺。然而，躺在床上好一陣子卻怎麼都睡不著。大概半夜十二點左右，我發現身體有一些感覺，第一個部位是在我的尾椎，第二個部位在左腳的腳踝，兩個地方開始有一點點痠痛感。

十多年前因為從二樓摔到一樓，我的尾椎因此受傷。腳踝受傷的時間是更久以前，大概是二三十年前的事情。事實上，我幾乎記不得腳踝曾受過傷，直到這次的痠痛感出現時才想起。

【第三天】

曾經喝過某個農場的有機西洋芹榨的芹菜汁，覺得效果很好，所以這次做進階排毒時，便決定選擇有機西洋芹榨汁來淨化身體。這家有機西洋芹的莖比較細、葉子較多，所以我選擇連葉子一起榨汁。沒想到，

帶葉的芹菜汁療癒反應比我預期中來得大。

§ 療癒反應：喝帶葉子榨的芹菜汁引起強烈療癒反應，原本有的頭脹、胃脹氣的程度瞬間加倍，同時還有胸悶、噁心、想吐的感覺。口慾正常。

【第四天】

有了前一天嚴重的療癒反應，我決定還是將葉子去除後再榨汁。

§ 療癒反應：與前一天相同，但感覺較輕微。口慾正常。

【第五天】

§ 療癒反應：白天的療癒反應與前幾天相同，但感覺很輕微，胃脹氣已經消失，晚上則有點肩頸痠。但基本上，身體都還蠻舒服的，有一點口慾。

§ 生活紀錄：上床的時間大概十點多，但是睡睡醒醒的並不安穩。左腳踝除了痠痛之外，還感覺到腳掌像做電療時，有電流通過的感覺。尾椎的部分有一點點痠痛，但非常輕微，一下子就消失。

【第六、七、八天】

§ 療癒反應：與第五天相同。口慾正常。

【第九天】

§ 療癒反應：不管在喝哪一種飲品的時候，都陸陸續續有一些療癒反應出現，比方說頭脹、頭皮癢、胸悶。胸悶感強，但這些療癒反應持續的時間都很短暫。

§ 生活紀錄：晚上非常疲累。

【過渡期與之後】

經過9天的進階排毒，有兩個很大的發現，第一個是身體的敏感度，特別是嗅覺比以前更強。第二個是展現的創造力，或者也可以說是心想事成的能力變得更好。

雖然進階排毒法總共只有9天，但在過渡期的第10和第11這兩天，為了達到更好的效果，仍然繼續喝重金屬排毒果昔。到了第12天早上，早餐改吃保肝果昔的三種水果，也就是野生藍莓、香蕉跟火龍果。當天早上我仍然喝芹菜汁，但我把分量減少為500毫升，到了晚上我卻感受到了一些特別的經驗。

當天晚上跟家人到大型百貨公司的服飾專櫃，我進去大概約五分鐘

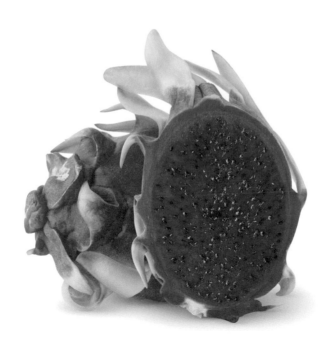

就開始覺得頭暈，沒幾分鐘後開始覺得胸悶、胃脹氣。由於當天需要採買，在裡面待了一個小時之後，整個腹腔非常的不舒服，最後全身都不對勁。

第13天早上起來的時候，身體出現蠻嚴重的疹子。我有點好奇，想再試一次是不是因為化學物質讓我身體產生不舒服的反應。所以，我到一家小服飾店，它雖然開幕已經半年多的時間，但還是有濃濃的裝潢味。我走進店裡，一樣5分鐘不到我就開始胸悶，所以立刻掉頭離開。

說明

現在回頭看當時的排毒日記，可以更清楚知道身體的反應。因為在經過9天進階排毒之後，原本身體裡底層的毒素都被清到表面，這些毒素在身體裡已呈現滿水位的狀態。當身體還沒有把這些表層的毒素完全代謝出去時，任何一點毒素再進到身體裡都會造成不舒服。在賣場裡不僅有裝潢的化學物質，同時販售的衣服上面也含有非常多防黴、抗菌的藥劑，這些都非常容易透過呼吸系統進入到全身，所以會造成很多不舒服的反應。

小祕訣
由於外在環境充滿很多化學香味，即使沒有在公共場合戴口罩的規定，建議也可以依個別需求配戴。有時候我到更複雜的場所時，甚至會戴兩層口罩，一層是醫用口罩，一層是活性碳口罩。

參考影片

〈369 排毒飲食〉

第二次進階排毒：進階版 369 的 9 天排毒

- **時間**：2020.7.20～2020.7.28
- **起因**：手部大爆發起疹子

　　第一次進階版369的9天排毒做完之後，我仍然維持每天中午喝重金屬排毒果昔的習慣，直到有一天，我的右手小手臂不僅起了大量紅疹而且發癢。皮膚發癢實在非常難忍受，嗅覺的敏感度也提高。比方說，同車親友身上的古龍水味道會讓我身體不舒服，即使打開車窗仍無法改善，同時也開始莫名的覺得情緒低落。在種種因素驅使之下，我決定進行第二次進階排毒。

【第一天】

§ 療癒反應：小手臂上嚴重起疹子。其實在第二次進階排毒的前一週就陸續起疹子，而且有想吃葷食的口慾，儘管我已經很久沒吃葷食或偶爾吃一兩口而已。但在疹子爆出來之後，原本想吃葷食的口慾，很神奇的竟然自動消失。

說明

　　所有的香氛產品都會增加肝臟的負擔，因為當中所含的化學物質會停留在肝臟的表面和皮下層。進行排毒之後，這些有毒物質會在一週內開始離開身體。如果過去累積比較多的毒素，可能需要三到六個月的時間，才能陸續把毒素排出體外。

【第二天到第九天】

排毒的方法除了透過飲食之外，也可以藉由其他方法，如遠紅外線的儀器來加速排毒。由於遠紅外線可以深入到身體的深層，增加血流量，排除皮膚毒素，所以這次進階，我決定嘗試躺岩盤浴。進階第二天，我進行一次岩盤浴，大概第三天，疹子就完全不癢。9天排毒過程中，我總共做了四次岩盤浴，由於沒有任何療癒反應，因此絲毫不覺得自己在進行進階排毒。

除了遠紅外線的設備或儀器之外，按摩也可以幫助排毒。這些方式建議在平時就可以多進行，而且可以在做完之後喝一杯500毫升的檸檬水，讓療程發揮最大的解毒功效。

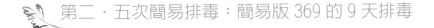 第二·五次簡易排毒：簡易版 369 的 9 天排毒

- **時間：2020.8.10～2020.8.15（僅進行六天）**
- **起因：口慾太強**

在進行完第二次進階排毒後，一直有很強的口慾。我平常幾乎不吃油炸食物，卻在家庭聚會時，因為口慾而吃了港式茶點的炸物。強烈的口慾讓我忍不住吃進一些平常原本都不吃的食物，吃的時候還自我安慰說是為了測試假如亂吃東西，到底會讓身體產生什麼狀況。然而在暫時得到口慾的滿足之後，我知道不能再這樣放任自己的強烈口慾，所以決定進行第三次排毒。

【第一天到第五天】

由於平常都是晚餐才吃熟食，而且這段時間的口慾實在太強，因此決定做簡易版排毒就好。前五天雖然口慾很強，但還忍得住。不過因為味覺改變，原本覺得好吃的根莖類食物，在這期間也都覺得難以下嚥，非常想亂吃東西。

【第六天】

第六天是每週跟家人相聚用餐的時間，無法忍住強烈的口慾，最後在晚餐時還是破功吃了兩小片牛排和鴨肉，排毒過程只好中斷。

【隔天】

強烈的口慾仍然難熬。當天晚上有朋友帶來三個傳說中非常好吃的日式小漢堡，分別是腰內肉豬排堡、花枝排堡、蝦堡。我實在忍不住，覺得好想好想吃，所以一口氣把三個全部吃光。雖然調味有一點點重，但當下我覺得真是太好吃，吃完之後感覺非常滿足。

其實我已經有很長一段時間沒有吃豬肉，而且除了鹽、胡椒和辣椒之外，也不用其他化學調味料。不吃這些東西的原因是因為對我來說，豬肉的味道太重，所以連一般加工過的丸子類的食物也幾乎不吃，而花枝排堡和蝦堡都是花枝和蝦再加上豬肉去打成的，當然也添加了很多調味料。而這類食物已經從我的飲食中排除很長一段時間了，但奇妙的是，在排毒進行到第七天時，這些過去幾年來我都覺得不好吃的食物，那天吃起來卻都津津有味。只是大飽口慾之後，我就開始出現一些輕微的婦女病症狀。

排毒過程有口慾是正常的，享受美食也是每個人都有的權利，千萬不要因為有口慾就覺得很罪惡，這是身體邁向療癒之路的必經路程。任何時候，每個人都可以選擇自己最喜歡的飲食方式。當身體達到一定健康程度的時候，自然會知道身體想要吃什麼東西。

有些人認為自己是依照身體的感覺走，想吃什麼就吃什麼，因為身體會發出訊息，告訴自己需要吃什麼。如果身體很健康，沒有任何慢性疾病的人，我覺得這種說法是成立的，但是如果已經有慢性疾病，就表示身體狀況不在自己的掌控之中，有口慾時想吃的食物，不見得對身體有幫助。特別要說明，排毒期間出現口慾是常見的療癒反應。有時候想吃鹹的，有時候想吃甜的，也有可能就是想亂吃東西，這代表身體可能需要更多礦物質、微量元素或天然葡萄糖，也代表身上的毒素正在離開身體。

另外，排毒過程中斷沒關係。每進行一天排毒，身體就會受益一天，等到準備好時再重新開始就可以。

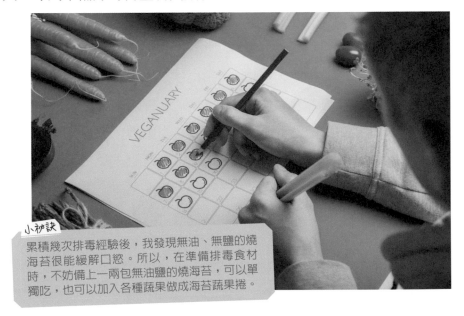

小祕訣
累積幾次排毒經驗後，我發現無油、無鹽的燒海苔很能緩解口慾。所以，在準備排毒食材時，不妨備上一兩包無油鹽的燒海苔，可以單獨吃，也可以加入各種蔬果做成海苔蔬果捲。

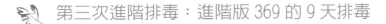

第三次進階排毒：進階版 369 的 9 天排毒

- **時間：2020.8.17～2020.8.25**
- **起因：口慾太強**

由於前一次的口慾經驗很特別，爲了要更深刻體驗口慾的療癒反應，在享受完日式小漢堡之後，隔天（中斷一天之後）決定重新進行一次進階排毒，也是我的第三次進階排毒。

【第一天到第七天】

§ 療癒反應：累積兩次進階排毒經驗之後，這次進行得很順利，也沒有太多療癒反應。

【第八天】

§ 療癒反應：除了口慾和之前有過的一些反應之外，還出現喉嚨癢的情況，白天咳嗽的時候有黏稠的白色分泌物。另外，在半夜會很想咳嗽。

【第九天】

§ 療癒反應：一直覺得很渴，雖然仍然有一些口慾，但是程度十分輕微。

【第十天、十一天】

過渡期

過渡期仍舊持續喝重金屬排毒果昔。第11天時，骨盆腔底接近

產道口處一直有強烈的振動感。當天因為很忙碌，一直到半夜一點半才入睡，振動感也是愈晚愈明顯，同時原本左腳踝的舊傷處也出現痠痛感。

第三次進階排毒結束後，總覺得眼睛很乾澀。

說明

深層進階排毒時，身上的舊傷處容易有療癒反應。如果身體曾經受傷或接受手術而有傷口，處於發炎狀態的神經細胞組織，非常容易吸引EB病毒附著在神經細胞上，並釋放出神經毒素。進階排毒時，有可能在清理過程中引起該處的不適感。

第十二次進階排毒：進階版 369 的 9 天排毒

● **時間：2022.3.21～2022.3.29**
● **起因：耳朵深處發癢、聽力下降、三叉神經痛**

這次會進行排毒是因為排毒之前的一陣子，右側耳朵深處常覺得有點癢，之前排毒期間也曾有過耳朵深處奇癢的療癒反應。但這次不僅有輕微癢的感覺，也常常覺得別人說話時聽不太清楚。我原本以為是別人說話太小聲，經常請對方說大聲一點。經過家人提醒，我才警覺到右耳可能有點問題。後來，我還注意到在喝芹菜汁或檸檬水時，會覺得右耳有點悶住。同時，也偶而覺得右側有些三叉神經痛。由於之前聽過朋友分享她突然喪失某側聽力的經歷，讓我不禁警覺起來。

【第一天、二天】

身體沒有特別的感受。

【第三天】

§ 療癒反應：這次的進階排毒選擇喝有機西洋芹榨的芹菜汁，整體的療癒反應比前幾次都強，也容易嗝氣。覺得胃不太舒服，陰道有點刺癢。

【第四天】

§ 療癒反應：左側一點點三叉神經痛。

【第五天到第八天】

§ 療癒反應：第五到第八天都是胃有些微不舒服，容易嗝氣。
§ 生活紀錄：進行一次岩盤浴。

【第九及第十、十一天的過渡期】

身體沒有特別的的感受。

2022年3月中開始，臺灣爆發首波新冠的大規模疫情，到5月底達到疫情的最高峰，至8月初為疫情的最底點。

面對疫情大流行，我決定不打疫苗，選擇按照芹菜汁生活的飲食方法，增強自己的免疫力，盡量每天固定排毒和殺病原體。5月的某一天開始，我總覺得右耳有一點耳鳴，跟之前耳朵悶住的感覺不同，那耳鳴倒不是很明顯，也沒干擾到生活。會注意到耳鳴的現象只有在變換空間，

從大空間換到小空間的時候，例如從客廳走到房間時，進房間的瞬間，就會感受到右耳持續出現很低頻、很細微的嗡嗡音。

後來有一天在家吃飯時，突然一瞬間右手有一種快要手抖的衝動，當時我的身體沒有其它任何不舒服的症狀。這突如其來的神經衝動，讓我嚇了一大跳，也讓我非常緊張。由於我對身體的敏感度很高，我知道這次情況非同小可，所以決定立刻先做一次9天的簡易排毒。然而排毒期結束之後，耳鳴狀況並沒什麼改善。雖然當時我有一點擔心，但也只能繼續依照原本的飲食方式，保持對身體變化的高度警覺。與此同時我也開始進行另一種新的排毒飲品，在第15章中，我會進一步做詳細介紹與說明。

Chapter 15

邁向痊癒的排毒之路

選擇芹菜汁生活以來，我不僅在飲食方面有很多改變，生活當中也更澈底戒除一些會阻礙療癒的物質，這樣的改變已經對我的身體健康有非常大的幫助。為了想更進一步、更澈底的邁向痊癒之路，我也經常進行進階排毒，因為只有在進行連續性的排毒過程中，才有機會把身體底層的毒素排除乾淨，同時也有機會在排毒期間，集中火力將大量的病原體餓死。

四年的 369 排毒

我在三年內共進行過一次的原始版排毒、一次半的簡易排毒、八次進階排毒和一次單一飲食排毒。隨著每一次排毒的療癒反應愈來愈少，我也清楚自己在每一次9天排毒後，離自己的健康目標又更近一步。

由於每次進行進階排毒時發現身體狀況不同，每一次的效果也不一樣。自從我淺眠、怕冷和心律不整的問題好了之後，由於沒有其他特別明顯的症狀，所以很多時候，雖然我並不清楚進行進階排毒對身體有哪些直接的效果，但我相信身體會依照自己的進度進行清理與修復。畢竟過去幾十年的時間，身心早已累積太多不需要的毒素或傷口。

我會選擇進行進階排毒的時機，通常是自覺一段時間飲食不正常，吃進一些對身體沒有幫助的食物或聞到太多香氛等，以至於身體有不舒服的症狀，例如身體冒出疹子或開始覺得疲累時，我就知道身體在抗議了。

我也注意到，我每次會想進行進階排毒的時間點，通常會在與前次進階排毒間隔約三個月。也就是說，大概每三個月，我的身體就會發出訊號告訴我：該進階排毒了！

由於現今的生活和飲食環境，我們很難完全避免各種有毒物質。三年當中每一季做一次進階排毒的習慣，確實也讓我感受到，自己的身體回到比較潔淨的狀態。

認識大腦激活療法

在第十二次的進階排毒完成之後，我的耳鳴和手抖衝動的狀況依然還在，而且我連誘發的因子都無法辨識出來，當時的生活步調又無法安排9天的進階排毒，讓我經常陷入苦思，到底我忽略了哪些芹菜汁生活的細節？到底還有什麼方法可以排除這兩個難解的症狀？某天半夜醒來如廁，我竟然有暈眩的感覺，甚至需要扶著牆壁才有辦法走路，這讓我更緊張。

2022年9月，我拿到安東尼・威廉新書《守護大腦的激活配方》（*Medical Medium：Brain Saver Protocols, Cleanses&Recipes*）英文原稿，負責翻譯〈大腦激活療法〉的章節。我很興奮，一邊進行翻譯，一邊開始忙著嘗試各種不同的激活飲。我甚至還沒仔細研究執行細節，就開始喝各種不同的激活飲，家裡有什麼食材，就做什麼飲品。有時候，一個晚上喝三種不同的飲品，完全沒有依照書中建議的執行方法，只在不同

飲品之間間隔30分鐘而已。當時的我極其興奮，連紀錄也忘了做，壓根不曉得自己哪一天喝了哪些激活飲。

　　突然有一天早上，剛起床沒多久，右耳內部突然傳來清楚低沉的「咚、咚、咚」三響，那聲音清楚到讓我懷疑自己是不是有錯覺。後來不知道什麼時候開始，我發現右耳的耳鳴和右手的手抖衝動竟然消失了。

　　2022年10月份時，我在臺北和家人碰面，家人平常不怕冷，常常在我需要穿長袖或薄外套時，她都只穿一件短袖，然後還會覺得熱。而那天的天氣陰陰涼涼的，我只穿一件薄長袖，她卻穿一件毛衣，還問我怎麼都不冷。那個時候我才注意到，那段期間我對冷的溫度感知也出現了不一樣的變化。同時，我也發現跟我同住的家人原本不怕冷，竟然在某段期間會穿得比我多。

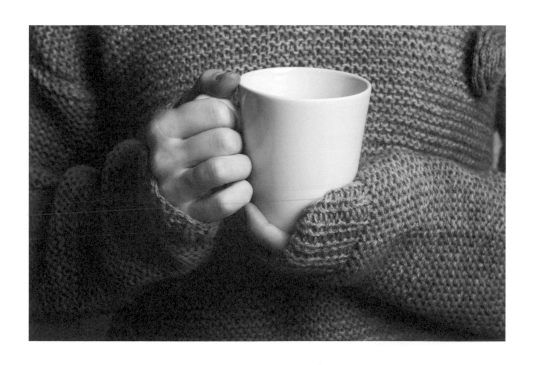

這個過程讓我發現，每個人對冷的溫度的感知，其實是隨時在變化的，並不一定是你比我怕冷或我比你怕冷。同時，除了溫溼度的影響之外，在同樣的溫度下，同一個人在不同時間點的體感也不同。因此，對於病毒的神經毒素會影響對冷的感覺的說法，我是認同的。也就是說，如果某段期間受到特定病原體的感染，就有可能會比較怕冷。

我開始對大腦激活療法升起由衷的感激之情。我不禁覺得，這會是除了芹菜汁和重金屬排毒果昔之外，可以讓人們快速找到身體慢性病症解答的途徑。

第十四次進階排毒：進階版 369 的 9 天排毒搭配大腦激活療法

- **時間**：2023.1.9～2023.1.17
- **起因**：左耳出現耳鳴症狀

過去兩年，每當農曆過年前，我都會進行9天排毒，因為放假期間外食機率較高，希望讓身體先淨化一下，這次進行的時間一樣也是在農曆春節前。再加上左耳跟右耳之前一樣開始出現耳鳴症狀，也希望這次進階排毒同時搭配大腦激活療法，看看身體會出現什麼變化。

【第一天】加入根除化學毒物果昔，搭配神經轉換激活飲

§ 療癒反應：平常每天大概維持 700 毫升芹菜汁的飲用量，沒想到第一天加量喝到 1000 毫升的芹菜汁，就覺得脹氣。

§ 餐點安排：搭配「神經轉換激活飲」。

【第二天～第四天】加入根除化學毒物果昔，搭配成癮轉換激活飲

§ 療癒反應：頭脹、嚴重發冷、強烈口慾。

§ 餐點安排：搭配「成癮轉換激活飲」。

【第五天～第八天】加入根除化學毒物果昔，搭配成癮轉換激活飲

§ 療癒反應：頭脹、嚴重發冷、強烈口慾、小腹悶痛、腹脹、嘴破。

§ 生活紀錄：進行兩次岩盤浴。整體而言，這次的療癒反應比一年前進行時強烈，特別是發冷和口慾。可能是因為距離上次排毒時間較久，也可能是因為餐點安排有些變更。

§ 餐點安排：

- 以前餐點的安排

  1000毫升檸檬水→1000毫升芹菜汁→800毫升重金屬排毒果昔（一份至兩份）→菠菜冷湯800毫升（一份至兩份）→500毫升檸檬水→250毫升檸檬香蜂草茶

- 這次餐點的安排

  1000毫升檸檬水→1000毫升芹菜汁→800毫升重金屬排毒果昔→800毫升根除化學毒物果昔→海苔蔬果捲（餓了就吃）→500毫升檸檬水→250毫升白樺茸茶

- 每天另加搭配神經轉換激活飲或成癮轉換激活飲

  第七和第八天因嚴重發冷想喝熱湯，所以另外煮「療癒高湯」當水分補充。

【第九天】依原本的飲食內容

【第十天】

9天排毒過渡期期間，每天都覺得好冷，又正好碰到寒流來襲，每天的氣溫大概只有12度。雖然排毒前氣溫也差不多，但當時體感並不覺得特別冷。

當天下午總覺得廚房傳來陣陣化學香味，我心裡不停納悶這香味的來源。因為家裡沒有使用任何含化學味道的用品，就連靠近廚房的後陽臺窗戶也已經被我常年關上，因為我實在無法忍受其他樓層住戶晒衣服時飄進來的化學洗衣精味道。由於實在找不出那個化學香味的來源，所以我暫時把後陽臺的窗戶打開，希望那個化學香味可以盡快散去。

後來才發現，原來是孩子的朋友從網路買來沒有任何成分標示的香氛噴霧，孩子因為好奇，在身上噴了一些，然後曾在廚房停留一陣子。我在浴室找到那瓶噴霧，輕輕按壓一下，確認就是這個味道。不過，我瞬間就後悔，因為我疏忽了，不應該在浴室裡面噴，也忘記先戴上口罩，所以整個廁所都瀰漫著香氛噴霧的化學味道。

這絕對是適合「有毒香氛劑暴露源防護激活飲」的時候。喝的瞬間，我感覺後頸兩側有種舒暢的感覺。第二天早上，氣溫還是一樣維持在12度，空氣的乾溼度也差不多，但體感卻和前一天有很大的差異。

農曆春節前的9天排毒並沒有讓左耳的耳鳴消失。這次春節外食的餐點沒有以往多，而且也在初三就回到家，我決定繼續喝「有毒重金屬暴露源防護激活飲」，因為只要外食就會容易有新的有毒重金屬進到體內。大概連續喝三天後，耳鳴狀況再一次神奇的消失，這讓我再一次體驗到大腦激活療法的厲害。

更多大腦激活飲食食譜，請參考《守護大腦的激活配方》。

【海苔蔬果捲】

▌食材：4片無調味海苔、16片綠葉蔬菜（如蘿蔓萵苣或奶油萵苣）；1
顆中型番茄、1條小黃瓜、1顆甜椒，切成長條狀；8根蘆筍，
將纖維較粗的根部切除，可用新鮮蘆筍或冷凍蘆筍；適量芽菜；
少許青蔥或洋蔥，切成細絲（自選）；少許大西洋紅藻片（自選）

　　將海苔片有光澤的那一面朝下放在盤子上，將各式蔬果放在海苔片
上，將海苔片緊緊捲起後，即可食用。

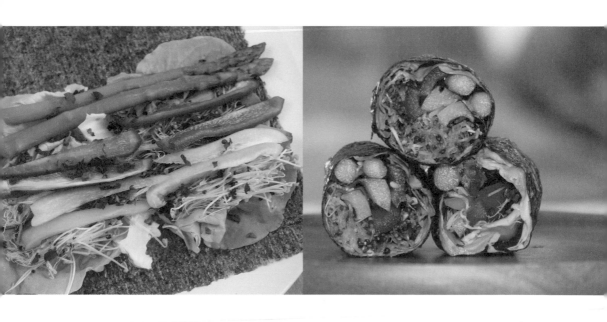

▌沾醬（自選）：1/4杯新鮮檸檬汁或柳橙汁、1湯匙生蜂蜜或楓糖漿

　　將檸檬汁或柳橙汁加入生蜂蜜或楓糖漿後，攪拌均勻即可。

※沒有新鮮蘆筍時，也可以將冷凍蘆筍解凍後使用。

【神經轉換激活飲】

食材：1/4顆萊姆，去皮；1/4杯菠菜，壓緊；1/4杯羽衣甘藍，1/4杯萵苣，壓緊；1/4杯新鮮香菜，壓緊；1/4杯歐芹，壓緊；2根蘆筍約1/4杯，切碎；1/2根西洋芹

依照列出的順序，由上到下，將食材依序一次一樣放進榨汁機榨汁後，倒進杯中即可飲用。

當發現神經症狀如抽動、疼痛或情緒不穩定時，就可以選擇飲用此飲品。

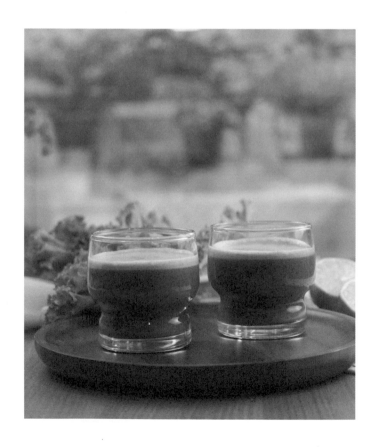

【成癮轉換激活飲】

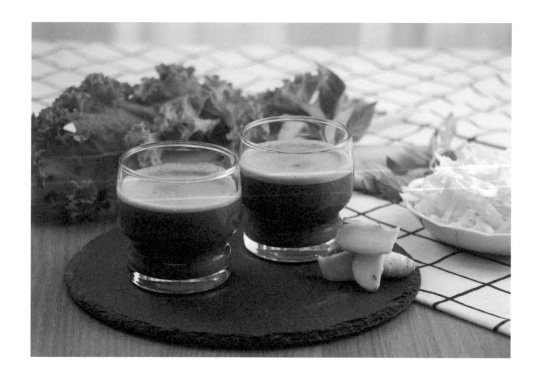

▎食材：2.5 公分的新鮮生薑片；1/4 杯新鮮羅勒或九層塔，壓緊；1/2 杯
菠菜，壓緊；1/2 杯羽衣甘藍，壓緊、切碎；1/2 杯任何顏色高
麗菜，壓緊、切碎；1/2 顆去皮柳橙；1/2 根西洋芹

　　依照列出的順序，由上到下，將食材依序放進榨汁機榨汁後，倒進
杯中即可飲用。當生活中有渴望或上癮的衝動時，例如很想吃東西或想
戒除咖啡癮或菸癮，就可以飲用此款飲品。

【療癒高湯】

食材：2 根西洋芹菜莖、6 根紅蘿蔔、2 顆黃洋蔥，切丁；1 顆南瓜，
切塊；2.5 公分生薑、薑黃，去皮切碎；1 根牛蒡，去皮切小段；
1 杯香菜或臺灣細芹菜或歐芹；6 瓣大蒜，去皮；12 杯水

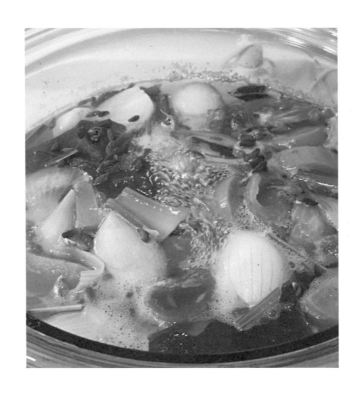

　　將所有食材放入大型湯鍋後，燜煮約一小時，過濾掉蔬菜即可當湯
品或茶品飲用，剩下的蔬菜也可以食用。這個食譜很有彈性，原則上就
是各種蔬菜和辛香料煮出來無油、無鹽的蔬菜湯，可以依照自己的喜好
和比例加入任何食材，例如乾香菇、新鮮香菇或八角等。

【有毒芳香劑暴露源防護激活飲】

▌食材：1 顆櫻桃蘿蔔；1 杯切碎的綠葉萵苣、1 杯新鮮香菜，壓緊；1/2
　　顆蘋果

　　依照列出的順序，由上到下，將食材依序放進榨汁機榨汁即可飲
用。當你暴露在有毒香氛的場合後，就可以喝此款飲品。

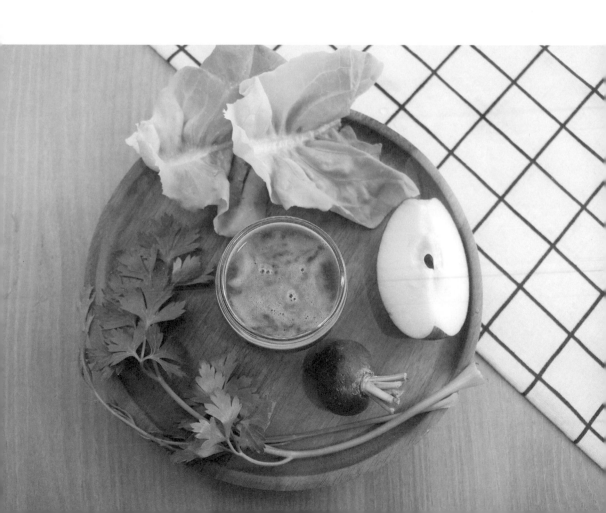

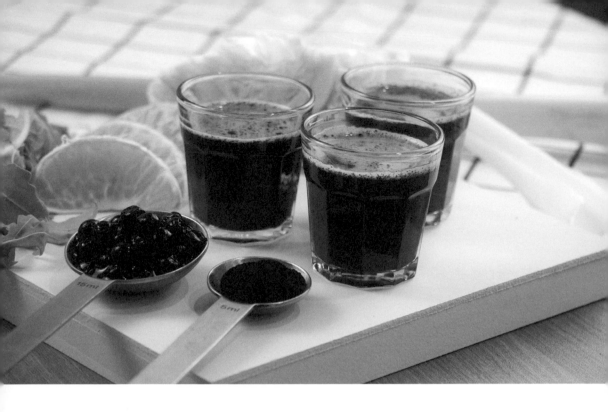

【有毒重金屬暴露源防護激活飲】

▌ 食材：1/2 杯新鮮香菜、1/3 杯芝麻菜，壓緊；1/3 杯高麗菜（紫紅色或綠色），壓緊、切碎；1/2 杯新鮮或解凍的冷凍野生藍莓或 2 湯匙純野生藍莓汁或 1 湯匙純野生藍莓粉；1～2 根西洋芹菜；1/2～1 顆柳橙或 1～2 顆橘子，去皮（自選）；1/2 茶匙夏威夷螺旋藻

依照順序將食材放進榨汁機：香菜、芝麻菜、高麗菜、野生藍莓、西洋芹菜、柳橙或橘子。如果你是使用野生藍莓汁或野生藍莓粉，就等到下一個步驟的時候才放。

加入夏威夷螺旋藻粉，攪拌。加入野生藍莓汁或野生藍莓粉（如果有的話），攪拌，倒進玻璃杯即可飲用。

這款暴露源防護激活飲是專為近期接觸到有毒重金屬的人而設計的，可以阻止有毒重金屬往身體的深處累積。這個激活飲可作為重金屬排毒果昔的附加療法。重金屬排毒的目的是將沉積在器官中的有毒重金屬排出，同時對於暴露在有毒重金屬的血液、淋巴液或腸道，提供持續的支持。

說明

如果無法取得新鮮或冷凍野生藍莓、野生藍莓汁或野生藍莓粉，可以用黑莓代替。野生藍莓不僅可以將有毒物質連根拔起，也可以附著在有毒物質上面，然後將毒素排出體外。黑莓雖然不像野生藍莓一樣有這樣的特性，但黑莓的高抗氧化能力可以減緩重金屬的氧化，仍有幫助。

食譜中的食材如果缺少時還是可以製作，但建議依照原食譜。以上提及的蔬果捲及激活飲的詳細介紹，可參考《守護大腦的激活配方》及《369排毒食譜》。

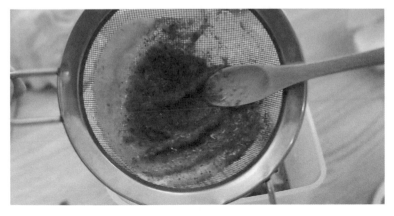

製作各種激活飲時也要濾渣。

【經驗分享】

　　我覺得激活飲的功效真的很強大，即使沒有完全一樣的食材，仍然可以發揮作用。有一次需要準備菠菜做激活飲時，在賣場沒有一般的菠菜，只有我沒聽過、也沒吃過的甜菠菜，就買回家試試，結果發現效果一樣好。後來上網查詢，甜菠菜竟然跟菠菜是不同屬的。所以執行芹菜汁飲食時，手邊有什麼食材就用什麼，只要維持經常攝取的習慣，對身體都有幫助。

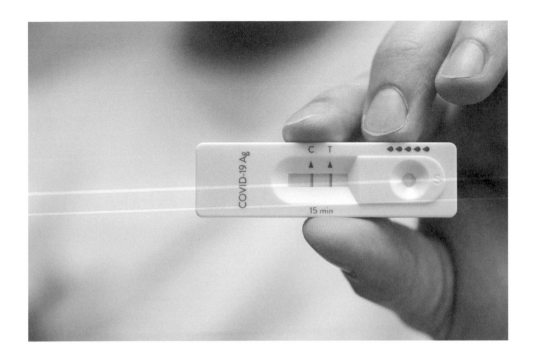

　　新冠病毒肆虐全球，在臺灣疫情最嚴重的時候，我的家人也確診了。由於我是確診家人的主要照顧者，家人確診後第三天，雖然我的唾液快篩沒有篩出陽性，但我也出現各種不舒服的症狀，如頭痛、發燒、喉嚨刺痛等。在家人確診期間，我則依照芹菜汁飲食原則的來幫助他們對抗病毒，恢復健康。

【2022.06.23】

　　家人和朋友碰面。

【2022.06.24】

朋友告知已確診，家人篩檢是陰性。當天我自己就有警覺，直接開始進行密集鋅療法，因為這病毒太強大，不可輕忽。雖然家人平常並沒有採行芹菜汁飲食，但從這天開始也戒蛋、奶、麵食類食物。

【2022.06.25、06.26】

家人篩檢是陰性。

【2022.06.27】

家人篩檢出陽性，所有不舒服的症狀都出現。採用密集鋅療法、密集C療法和清冠一號。

【2022.06.28】

家人繼續密集鋅、密集C療法和服用清冠一號。另外補充綜合草藥酊劑和相關的營養補充品。我則選擇喝檸檬水、芹菜汁、蘋果小黃瓜汁、西瓜汁。由於家人不習慣芹菜汁的味道，平常沒有飲用，但這天喝500毫升的芹菜汁。

【2022.06.29】

當天的飲食除了芹菜汁以外，其他營養補充品與前一天一樣。

【2022.06.30】

確診家人是年輕人，確診第四天就不太想按照我提供的飲食內容，也沒喝芹菜汁，因為他覺得已經完全都好了。每天仍然繼續補充液態

鋅、維生素C和相關營養補充品，一直持續到7月2日。之後就按平常的方式，有機會就補充一些。

除了上述各種蔬果汁之外，確診期間年輕人的主食是蔬菜粥，我的則是果昔。

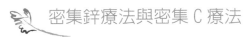
密集鋅療法與密集C療法

這兩種密集療法來自安東尼・威廉。密集鋅療法使用的是液態的硫酸鋅，這種營養補充品可以提升免疫系統能力，讓免疫系統找出EB病毒，並且將EB病毒消滅。鋅本身也是能對抗EB病毒的抗菌劑，所以服用鋅之後，能夠抑制人體中的病毒生長，並且減少發炎情形。

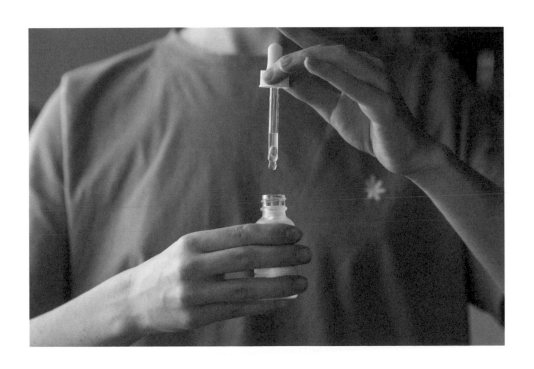

我使用密集鋅療法的方式是，每三小時在喉嚨內滴兩滴管優質的液態的硫酸鋅，等待一分鐘後再吞嚥，一天下來大概可以進行五到六次。

密集C療法是使用高品質的維生素C。維生素C能夠強化整個免疫系統，縮短白血球細胞與病毒或細菌戰鬥後恢復的時間，並削弱接觸到的病原體。

這次進行密集C療法的方式，是使用六顆500毫克Micro-C微化C[註5]膠囊，將膠囊打開、把維生素C粉倒入一杯溫水，稍微攪拌後，加入一杯鮮榨柳橙汁，再加一湯匙生蜂蜜，攪拌均勻後就可以喝。醒著時，每兩小時可以喝一次。

以上兩種療法，是我在感染強大病原體時使用的劑量。建議可以根據個人的情況調整，或者參考醫師的意見來服用。密集鋅療法和密集C療法的詳細介紹，可參考《守護大腦的激活配方》及《369排毒食譜》。

參考影片

〈成癮轉換激活飲〉

註5　Micro-C是經過改良的維生素C，這是一種緩衝維生素C的特殊混合物，比傳統的維生素C更容易消化吸收。

第五篇

其它飲食方法

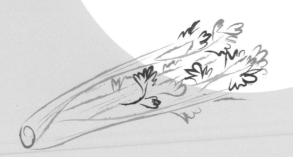

Chapter 16

以身試做的飲食法比較

　　過去幾十年的時間，雖然我的身體沒有什麼大毛病，但總是有一些不舒服，所以不僅到處看中醫，也試過一個又一個不同的飲食方法和另類療法，做過一種又一種的檢查，只為了找到身體狀況的解答，相信很多人也都跟我有同樣的歷程。

　　我將過去自己嘗試過或研究過、而且體驗較多的幾種飲食法，整理在這個篇章中，希望透過分析比較能快速了解這幾種飲食法的差異，並且進一步體會芹菜汁飲食的奧妙之處。

芹菜汁斷食

　　芹菜汁飲食中並不特別建議進行斷食，主要原因有兩個。第一，一般人斷食時，不管是間歇性斷食或是長時間連續性斷食之後，開始復食可以吃東西的時候，通常比較容易沉溺在攝取高熱量和高油脂的食物中，例如油炸食物，或是一般用蛋奶及麵粉做成的甜點。長期攝取這些食物容易影響身體健康。

　　第二個不建議斷食的原因，是因為在一段時間不進食的情況之下，腎上腺會自然啟動「戰」或「逃」的反應。也就是說，當身體缺乏水分

和足夠的天然葡萄糖時，腎上腺就會持續處在備戰狀態。長時間都處於這種狀態時，腎上腺會分泌過量，也會影響身體健康。

然而，有一些人對於斷食還是非常熱衷。不管是間歇性斷食，或者是三天、五天、七天連續性斷食都想嘗試，因此搭配芹菜汁的斷食方法也因應而生。芹菜汁斷食法的實踐方式如下：

早上起床空腹喝檸檬水，分量為750～1000毫升。間隔15～60分鐘的時間，再喝1000～2000毫升的芹菜汁。15分鐘之後繼續喝檸檬水，分量為500～1000毫升，同時加上一小匙生蜂蜜。

如果不想喝檸檬水的話，可以換成椰子水，但椰子水的攝取量不要超過750毫升。記得選擇透明、清澈的椰子水。透過這種方式進行芹菜汁斷食，可以確保斷食期間補充足夠水分，也可以攝取到足夠的礦鹽，幫助身體有效運作，最重要的是同時保護了肝臟和腎臟。

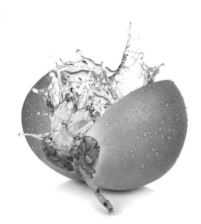

小祕訣

自從開始喝各種激活飲之後，有時候也幾乎等於是在做168斷食，因為激活飲的順序會在芹菜汁之後，也就是：早上空腹喝500～1000毫升檸檬水。15～30分鐘後，喝500～1000毫升芹菜汁，間隔15～30分鐘後再喝激活飲。建議想要進行斷食的朋友可以採用這種方式安排。

陳俊旭飲食是指《過敏，原來可以根治！》這本書的作者陳俊旭所推廣的飲食方法。

由於他的相關書籍並沒有提到特定的飲食方法名稱，因此在這裡稱為「陳俊旭飲食」。

陳俊旭有國內外完整醫學訓練，也領有美國正統自然醫學醫師執照，不僅在美國加州成立診所，也在全球各地巡迴演講，推廣自然醫學知識，提升全民健康。他於2007年出版第一本書《吃錯了，當然會生病！》，之後他撰寫一系列的健康叢書，也在2018年分享他實踐生酮飲食的經驗，他的臉書粉絲人數約六萬人，YouTube頻道影片的累積觀看次數也高達二百多萬次。

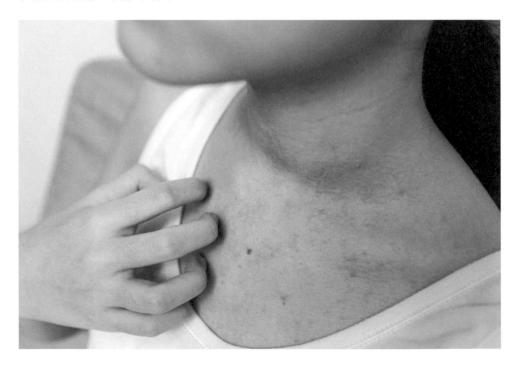

陳俊旭飲食認為很多病症，包括打噴嚏、流鼻水、皮膚癢、注意力不集中、長期疲倦、腹瀉、便祕、失眠、頭痛、常感冒，甚至憂鬱等，都有可能是慢性過敏所引起的身體反應！

「過敏」代表身體正在「發炎」。如果處理不好，發炎狀態會從急性變成慢性，身體就會長期出現溼疹或氣喘等慢性發炎疾病。如果繼續惡化，就可能演變成自體免疫疾病，例如僵直性脊椎炎、紅斑性狼瘡、乾燥症、類風溼性關節炎等，最後甚至走向死亡。所以，要改善這些病症就需要排除過敏原和汙染源，同時也要吃對的食物。

【與芹菜汁飲食的比較】

陳俊旭飲食和芹菜汁飲食對於造成慢性病原因的解讀是不同的，而且對於是否攝取蛋的差異也很大。另外，對於生酮飲食是否對人體健康有幫助的觀點，也完全不一樣。至於兩種飲食方法的相同之處是都不建議攝取麩質，應減少外食或外食時須避開阻礙療癒的食物，以原型食物為主，增加新鮮蔬果的攝取和適時補充天然的營養補充品。

前面章節提到過，我曾採取陳俊旭飲食方法的原因是想要治療孩子鼻子過敏的問題。當時除了避開食物過敏原蛋和奶之外，也改用好油烹調。那段期間雖然我自己並沒有體會到這個飲食方法對我的好處，但孩子鼻子過敏的問題卻已有大幅改善，同時也很能體會作者書中提到的慢性發炎以及好轉的過程。

書中提到，如果在急性發炎期沒有處理的話，就會變成慢性發炎，而當慢性發炎的狀態在回復到健康的過程中，有時候反而會出現急性發炎的情況。當時孩子已經遵照這個飲食方法一段時間，鼻子過敏已經好很多，然後有一次孩子吃了一碗泡麵，吃完不到20分鐘的時間，他整整鼻塞兩個小時，無法用鼻子呼吸。這樣急性鼻子過敏的情形，在此之前

是不曾發生過的。

雖然孩子現在並沒有採行芹菜汁飲食，但他自己也會覺察到，如果吃進不對的食物，就會誘發鼻子過敏，或在吃蛋、奶、麵類食物之後的幾天，就容易出現一些不舒服的症狀。

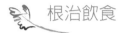
根治飲食

根治飲食出自《吃出天生燒油好體質：根治飲食法，讓你要瘦就瘦，要健康就健康！》，作者是賴宇凡，之後也以根治飲食為名出版系列的相關書籍，是臺灣食療領域的暢銷書。作者大概從2012年開始，透過部落格和YouTube頻道分享這套飲食方法，影片累計有上百萬的觀看人數，擁有非常多的忠實粉絲。

作者原本從事心理諮商工作，服務有情緒困擾的人，後來發現她的病人在飲食習慣方面有一些類似的地方，因此開始研究飲食跟情緒之間的關係，爾後慢慢轉換跑道以分享食療健康資訊為主。書中提出「以形補形」的觀念，認為吃魚頭可以補甲狀腺，因為魚頭和甲狀腺的形狀很像，引發眾多討論，不少讀者認為此論點缺乏理論根據，較有爭議。

根治飲食的觀念認為，人之所以會生病，主要是有一些東西吃得太少，有一些東西吃得太多。吃太少的是蛋白質和好油，同時也喝太少水；吃太多的是精製醣類，例如米飯和麵粉，而且也吃太多水果。

這樣比例不對的飲食造成身體不健康以及情緒困擾，解決方法有兩個重點：第一是調整飲食內容，要多吃蛋白質、好油，多喝水；第二是調整吃東西的順序。吃東西時，第一口要吃蛋白質，才能避免血糖震盪。至於飲食的比例原則需要40%的蛋白質和油脂、40%的蔬菜和20%的精製澱粉或醣類。

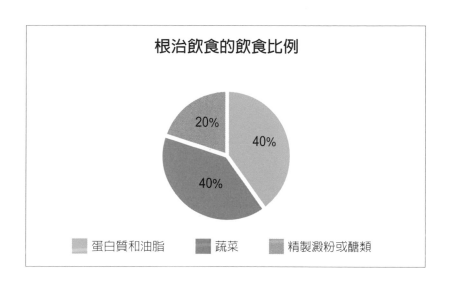

根治飲食的飲食比例

- 40%
- 20%
- 40%

■ 蛋白質和油脂　　■ 蔬菜　　■ 精製澱粉或醣類

【與芹菜汁飲食的比較】

根治飲食和芹菜汁飲食兩者最大的差別是蛋的攝取量。在根治飲食的觀念中，蛋的攝取沒有限量，每天吃兩個或三個蛋都沒有關係，因為吃蛋並不會造成膽固醇增加。芹菜汁飲食中並不建議吃蛋，因為蛋會把細菌、病毒養大，而這些病原體是造成慢性疾病的根本原因。如果吃一顆蛋的話，大概可以養細菌、病毒長達三個月左右的時間。

第二個差異的部分是蛋白質的攝取量。根治飲食認為蛋白質應該占飲食比例的40%，而芹菜汁飲食則建議，在療癒期間不需要特別攝取蛋白質，以水果蔬菜為主就可以。因為其實每個人一直以來都已經攝取非常多蛋白質，水果蔬菜裡面就含有足夠的蛋白質。如果需要攝取蛋白質或是油脂的話，芹菜汁飲食則建議等到晚餐再吃。

第三個差異就是根治飲食不建議喝精力湯，因為喝精力湯會造成血糖震盪過大。芹菜汁飲食則非常鼓勵多喝蔬果果昔，也就是用天然蔬菜水果打成，不添加堅果、營養酵母或蛋白粉等的純果昔。

第四個差異就是水果的攝取量。根治飲食覺得水果吃太多會造成血糖震盪太大，如果真的要吃水果的話，可以先吃一些肉類或是油脂再吃水果，以維持血糖穩定。在芹菜汁飲食中，水果是非常重要的療癒食物，透過大量攝取每種水果的天然營養素，來改善慢性疾病。

第五個很大的差異是油脂的攝取。根治飲食認為一般人攝取的好油不夠多，所以需要多攝取各種好油。而芹菜汁飲食則認為，一般人過去的飲食中所攝取的各種油脂已經夠多。油脂過多不僅讓血液黏稠，也讓肝臟負擔過重。如果要在飲食中添加油脂的話，建議在晚餐時才攝取。

雖然這兩種飲食方法有很大差異，但各自擁有非常多忠實粉絲，也都有改善身體健康的見證，因為這兩種飲食方法還是有相同的地方：

一. **攝取限量的精製醣類**。根治飲食中希望維持醣類比例占飲食的20%以下，而芹菜汁飲食建議，如果是精製醣類就要避開，但可以盡可能多攝取根莖食物。

二. **不吃加工食品**。

三. **多喝水**。根治飲食建議每天的喝水量盡量維持在體重的33倍，就是最適合的水量。芹菜汁飲食則不僅建議要喝足夠的水分，而且要喝檸檬活水，透過飲用大量檸檬活水來淨化身體。

四. **多吃蔬菜**。根治飲食認為蔬菜須占飲食的40%，芹菜汁飲食更在排毒期間，透過生食蔬菜沙拉達到身體深層的排毒。

五. **營養補充品的攝取**。兩種飲食法都認為，現在的環境因素不足以讓我們從天然食物中攝取足夠的營養素，所以都建議在必要的時候，透過高品質的營養補充品來補充營養。由於兩種飲食法各別有特定推薦的營養補充品，每個人可以依據自身需求進行補充。

【根治飲食與生酮飲食的比較】

在生酮飲食中，精製醣類，也就是所謂的碳水化合物，大概只有占整個飲食的5%而已。長期採用這種飲食方式，對身體健康有很大的影響。因此，後來針對生酮飲食的改良版，就是稍微增加精製醣類，建議攝取的比例是20～30%，也被稱為「低碳飲食」或「低醣飲食」，而根治飲食就是所謂的低醣飲食。

【我的根治飲食經驗】

接觸芹菜汁飲食的前兩年，我是根治飲食的實踐者。當時我同樣也是出於好奇，希望探求自己的健康解答而澈底執行。除了原本的怕冷和淺眠的問題之外，當時困擾我的還有眼睛乾澀的問題。

剛開始多油、多肉的飲食時，感覺身體有些症狀似乎減緩一些，甚至慶幸自己終於找到身體問題的解答，也告訴自己，不論是油脂或肉都是身體需要的。我依照相關書籍的飲食方法，買足各種好油，包括橄欖油、椰子油和鴨油，也吃了一段時間的豬五花、牛五花和滷肉飯，在不方便準備餐點時，甚至一整個星期，每天都吃一到三顆蛋來補充蛋白質。

雖然在一開始時身體覺得比較舒服，但時間一長，反而覺得身體的狀況似乎愈來愈多，包括疲倦感、肌肉無力、情緒低落和腦霧等，因此我懷疑這種飲食法，是否真的可以解決我的困擾？

為了證實書中血糖震盪的理論，從來沒有血糖問題的我還特意購買血糖機，不僅在每次用餐前後測量，也比對吃進不同食物時的血糖變化。然而從一段時間的測量數值來看，並沒有像書中提到的血糖震盪的現象。

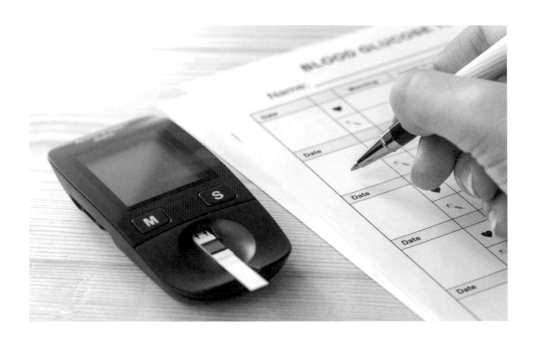

　　實行根治飲食大約兩年之後，我才接觸在國外盛行的芹菜汁飲食的相關資訊。由於這兩套飲食方法有很多截然不同的差異，讓我當時陷入無所適從的窘境。一直到我下定決心執行芹菜汁飲食，才從芹菜汁飲食獲得前所未有的健康狀態。

【讀懂身體的警訊】

　　過去三年累積的芹菜汁飲食排毒經驗，讓我在回顧採行根治飲食期間的身體狀況時，有了更清楚的解答。

　　我們的身體本來就有它的自然機制。當時我感覺到眼睛開始乾澀，其實就是身體在發出警訊，告訴我它已經缺水，而這樣的警訊通常會從最遠端的器官開始，因為這樣才能繼續維持身體的正常運作。如果這個時候不理會身體的警訊，身體健康就會愈來愈走下坡。

如果在身體還有能力發出警訊時，我們卻用多油、多肉的飲食阻斷這個身體所發出訊息的通道，身體就會連預警都發不出來，甚至讓人誤以為是吃對食物。這就是為什麼我在剛開始採行根治飲食、大口吃五花肉時，暫時覺得很滿足的原因，因為身體根本無法發出警訊。

　　同樣的，身體也有它的排毒機制。排毒期間有時候會出現一些療癒反應，例如起疹子或口慾，如果這個時候一樣大口吃肉，也可能讓疹子和口慾消失，但黏稠的血液依舊無法順利排毒。

排寒飲食

　　排寒飲食的方法是從《病從排寒解：22個自主排寒關鍵，教你從飲食入手，徹底預防新病、根除舊疾、溫養一生！》這本書而來，作者是李璧如中醫師。她提到從過去二十幾年行醫的經驗之中，她發現所有人的疾病都是因為身上有太多寒氣，所以整理出可幫助排寒的飲食法。

【與芹菜汁飲食的相異之處】

　　首先，排寒飲食認為造成所有慢性疾病的原因，都是因為我們身上有寒氣，所以解決方法就是要把寒氣排出體內。寒氣可能是從飲食而來，也可能是環境的因素，或是因為壓力和負面情緒等造成。所有的寒氣都是自己造成的，每個人都需要為自己的疾病負責。

　　芹菜汁飲食則認為造成慢性疾病的起因來自身上的病毒和細菌，以及累積在體內的重金屬所造成，千萬不要怪罪自己，沒有任何人應該為自己的疾病負責。現今每個人的飲食觀念都是受社會主流影響，當社會主流受到商業利益推動，而刻意提供似是而非的飲食方法時，自然會吃得百病叢生。

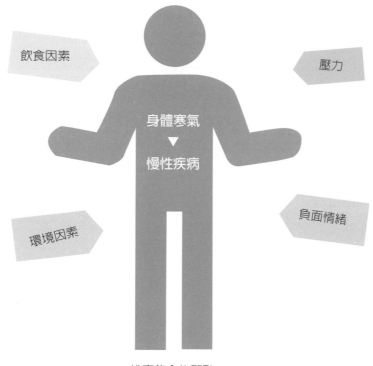

飲食因素

壓力

身體寒氣
▼
慢性疾病

環境因素

負面情緒

排寒飲食的觀點。

　　這兩種飲食方法在飲食內容上的差異也很多，排寒飲食的原則要戒除一些會造成寒氣的食物，因此提出所謂的「12字真言」，希望人們戒除「冰冷寒涼、燒烤炸辣、濫補濫清」。基於這樣的觀念，所以排寒飲食幾乎不吃水果、不吃冰、不喝精力湯。芹菜汁飲食中則吃非常大量的水果，而且也可以將水果製成冰淇淋吃，更鼓勵多喝用天然蔬菜水果打成、不添加堅果、營養酵母或蛋白粉等的純果昔。

　　在營養補充品的食用部分，排寒飲食會用中藥協助改善病症。芹菜汁飲食除了會用辛香料和香草之外，則建議使用高品質、成分單純的營養補充品，以便快速療癒。

【與芹菜汁飲食的相同之處】

　　儘管這兩種飲食方法有很多差異，但仍然有一些相同的部分，也因此都有非常多的療癒見證者。以下是兩種飲食法的共同主張：

一. **不喝牛奶**。排寒飲食不喝牛奶的原因是因為生冷；芹菜汁飲食不喝牛奶的原因，是因為牛奶會把病原體養大。

二. **不吃麵製品**。排寒飲食認為吃麵食容易生痰，而且因為臺灣在南方，應該以米食為主；芹菜汁飲食不吃麵食，也就是所謂的麩質類的食品，因為這些食物會讓病原體更強大。

三. **不吃加工食品**。排寒飲食認為加工食品如餅乾、薯條或是科學麵等都不應該吃，因為這些食品會助熱動火；芹菜汁飲食認為所有加工食品中的每一種添加物，都會造成肝臟的負擔，沒有辦法維持肝臟良好運作，所以不建議吃加工食品。

四. **不吃燒烤類食物**。排寒飲食提到，烤物如果是烤到酥脆的話，就不建議吃，因為酥脆的食物一樣會助熱動火；至於芹菜汁飲食則是因為炭烤過程中產生的煙霧會殘留化學毒素、附著在食物上，當我們吃進炭烤食物，也就吃進這些毒素。這些化學毒素會深入到肝臟深處，嚴重影響肝臟的功能。

五. **不建議抽菸、喝酒及咖啡**。排寒飲食認為此類刺激物容易讓人上癮；芹菜汁飲食則是因為這些飲品及物品會影響肝臟功能。

六. **使用藥草跟香料**。排寒飲食屬於中醫系統，用的是中藥，中藥材裡面本身就包含各種藥草和香料。芹菜汁飲食也建議多食用這兩類食材。

七. **多喝水**。排寒飲食建議的飲水量，應該是每個人的體重的30倍；芹菜汁則建議每天都要喝檸檬活水，分量可以依照身體的需要增加。

八. **蔬菜的攝取**。排寒飲食作者說她本身喜歡素食，但不一定吃素。不過，作者相關書籍的食譜皆以蔬食爲主。芹菜汁飲食方法建議療癒期間以蔬果爲主，並不偏好蔬食或葷食。這裡要特別強調的是，兩種飲食法建議的都是「全食物」概念的蔬食，而不是臺灣坊間一般提供的素食或近年來流行的植物肉蔬食，因爲傳統素料或植物肉都屬於加工食物，其中含有很多添加物，對身體有害。

精益求精，力求改善健康狀態

我在前面章節分享過，過去20年來，我都遵照中醫的說法調養身體，很少吃冰冷寒涼、燒烤炸辣的食物，也不常吃加工食品。這樣的飲食習慣雖然能維持一定的健康狀況，但仍不足以達到我想要的健康目標，一直到開始芹菜汁飲食，戒除蛋、奶、麩質並增加蔬果的攝取，以抗病毒和排除重金屬爲目標，才慢慢朝向我的康復之路前進。

飲食法異同比較列表

飲食方法	芹菜汁飲食	陳俊旭飲食	根治飲食	排寒飲食
書名	醫療靈媒	過敏，原來可以根治	吃出天生燒油好體質	病從排寒解
作者	安東尼・威廉	陳俊旭	賴宇凡	李璧如
出版年分	2015	2009	2014	2018
作者行醫資歷	40	16	10	20
臉書粉絲人數	357萬*	5.9萬*	3.6萬*	2.6萬
IG粉絲人數	417萬*	讀者有興趣請自行搜尋		
飲食理論差異				
疾病原因	病毒、細菌、毒素、血液太髒。	慢性過敏	蛋白質、好油吃太少，水喝太少，精製澱粉、水果吃太多。	身體氣血不足。
解決方法	吃、喝可以殺病毒、細菌和排除毒素的食物。	排除過敏原和毒素。	調整吃的順序和比例。	採用排寒飲食法。
責任歸屬	病毒、細菌和環境惹的禍，不是你的錯。	無	無	要為自己過往的生活飲食負責。
飲食原則差異				
飲食精華	・ 無油早餐。 ・ 補充神聖四寶：水果、蔬菜（含根莖類）、藥草與香料、野生食物。	食物四分法：每一餐都含蔬菜、水果、澱粉和蛋白質四大類。	第一口要吃蛋白質，才能避免血糖震盪。	12字真言。
飲食原則	大量攝取神聖四寶。	飲食中的蔬菜、水果、澱粉和蛋白質各占25%。	蛋白質占40%、蔬菜占40%、澱粉或醣類占20%。	戒：冰冷寒涼、燒烤炸辣、濫補濫清。
飲食內容差異之處				
蛋	不吃。	無上限。	無上限。	未提及。

飲食方法	芹菜汁飲食	陳俊旭飲食	根治飲食	排寒飲食
平常飲食	療癒期間以水果蔬菜為主，動物性蛋白質和油脂在晚餐時少量攝取或不攝取。	食物四分法。	蛋白質占40%。	12字真言。
特殊飲食	· 喝天然蔬果打成的果昔。 · 吃大量蔬菜，含根莖類和大量水果。	【生酮飲食】 澱粉＜5% 蛋白質＝25% 脂肪＞70%。	不喝精力湯，少喝果昔。	不吃水果、冰淇淋，不喝精力湯。
飲食內容相似之處				
精製醣類（麵食或麩質）	盡量避開，因為會餵養病原體。	盡量避開。	占飲食比例20%。	盡量避開。
加工食物	盡量避開，因為添加物會影響肝臟功能。	盡量避開。	盡量避開。	盡量避開。
蔬菜水果	大量攝取：療癒期間以蔬食為主，但不排斥葷食（蔬食不等於素食）。	占飲食比例50%。	占飲食比例40%。	推薦素食，但並不一定要吃素。
飲水量	每日依身體需求，補充檸檬活水。	體重×40的抗氧化水。	體重×33倍的水量。	體重×30倍的水量。
營養補充品	補充高品質、成分單純的營養品。	補充天然、高品質的營養品。	要補充營養品。	不補充營養品。
牛奶	須戒除，因會餵養病原體。	過敏源須注意。	未提及。	過於生冷，不建議攝取。
烤物	炭烤食物會殘留化學毒素影響肝臟功能。	未提及。	未提及。	烤到酥脆的食物會助熱動火。
其他	菸、酒、濃茶、咖啡和甜點等容易上癮。	未提及。	未提及。	菸、酒和咖啡等影響肝臟、其他器官和神經器官功能。
藥草與香料	有。	未提及。	未提及。	有。

*粉絲人數截至2023年2月

認識常用藥草香料和野生食物

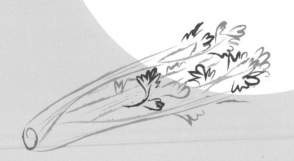

Chapter *17*

常用的香草與野生食物

　　每種香草和野生食物都有不同的特性，它們含有的植化物和豐富的礦物質，可以幫助人們對抗病菌，提升免疫力和改善各種病症。

　　本篇只列舉一些，未列出的如迷迭香、奧勒岡和鼠尾草等也都對身體有益，建議可以在日常飲食中經常食用，可以用新鮮的、乾燥的或高品質的營養補充品。每種香草或野生食物可以單獨沖泡，或依自己的喜好混合沖泡成綜合香草茶，也可以隨興入菜。關於每種食材可以改善的病症，可以參照《醫療靈媒：改變生命的食物》（*Medical Medium Life-Changing Foods: Save Yourself and the Ones You Love with the Hidden Healing Powers of Fruits & Vegetables*）。

甘草根

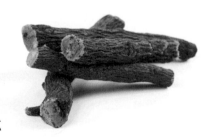

　　甘草根（Licorice roots）（也就是中藥材所指的甘草），有「眾藥之王」的美譽，《神農本草經》中就將其列為上品藥材，是對抗病原體的終極武器。它的植化物和抗病原體特性可以阻止病原體繁殖，同時將病原體排出體外，讓病原體沒有機會

在身體裡落腳。

　　對於低血壓的人來說，甘草根也是不可多得的草藥。同時，它也可以降低肝熱讓肝臟得以舒緩。它就像是腎上腺的充電器一樣，可以讓腎上腺擺脫疲勞狀態並且得到修復，讓腎上腺能更加發揮作用。

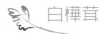 白樺茸

　　白樺茸（Chaga mushroom）是一種非常強大的藥用蘑菇，與樺樹和諧生長，除了在美國北部地區和帕拉契山脈的森林中可見，在歐洲、加拿大、中國、俄羅斯和韓國的溫帶森林中也有它的蹤跡。由於其具驚人的抗氧化和治療特性而備受追捧，白樺茸甚至被稱為「上帝的禮物」。白樺茸富含維生素A、C、B、D和E以及各種礦物質，如錳、鐵、鈣、鋅和硒，容易被身體吸收和利用。它獨特的抗菌特性，可以抵抗各種病毒、真菌和寄生蟲等。

　　白樺茸是白樺脂酸的最佳來源之一，白樺脂酸在接觸到癌細胞時，能將癌細胞殺死。因此，白樺茸經常被列為頂級抗癌和抗腫瘤的食品之一，並在各種天然癌症治療和預防方法中受到高度重視。有研究指出，白樺茸對結腸癌、胃癌、子宮內膜癌、肺癌、乳腺癌和前列腺癌特別有益。

　　白樺茸還含有豐富的β-葡聚醣，可以有效增強免疫系統，因此對於自體免疫疾病的患者是很好的草藥，同時已被證明可以減少愛滋病引起的各種症狀和後遺症。白樺茸含有世界上最高含量的超氧化物歧化酶（Superoxide Dismutase, SOD），

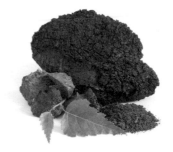

這是一種促進自由基分解的酶，已證明對帕金森氏症、阿茲海默症、痛風、硬皮病、骨關節炎和白內障的患者有益。

另外，白樺茸的抗發炎特性也讓它成為關節炎、結腸炎、膀胱炎、肌腱炎、水腫和氣喘等患者的理想選擇。白樺茸具有廣泛的治療功效，因此在自然醫學領域中成為重要的營養補充品之一。

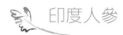 印度人參

印度人參（Ashwagandha，又稱南非醉茄）是一種功能強大的草藥，可以顯著減少與壓力有關的病症，例如腎上腺疲勞、腎上腺衰竭以及心臟和腎臟問題，更是多種礦物質的豐富來源，包括鋅、鐵、鈣、鎂、釩和鈷。

印度人參也能有效的增強免疫力，可增加白血球的數量，讓人體準備產生抗原來對抗各種感染和過敏症狀。它對改善大腦和神經傳導功能也非常有益，可幫助改善神經系統疾病，例如腦霧、偏頭痛、顫抖、抽動、痙攣、不寧腿症候群、慢性神經痛和帶狀皰疹。

此外，它可以幫助人體產生甲狀腺激素，從而增加能量，促進新陳代謝，獲得平衡的睡眠週期。研究顯示，印度人參可在細胞的層次上改善含氧量和使用量，這對於患有呼吸疾病（如慢性阻塞性肺病和氣喘）的人，以及希望在訓練時增加耐力和力量的運動員來說，非常有益。

對於憂鬱症、焦慮症、失眠、貧血、念珠菌、第二型糖尿病和自體免疫性疾病（如纖維肌痛症、萊姆病、慢性疲勞症候群和格林–巴利症候群），印度人參同樣可發揮作用，同時也被用作不孕症的天然處方。

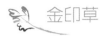

金印草

金印草（Goldenseal，又名白毛茛或北美黃蓮）是北美流行的一種非常強效的消炎草藥，也能有效增強免疫系統能力。金印草是維生素A、C、E和B複合物以及礦物質，如鈣、鐵和錳的良好來源。它包含強效的抗菌、抗微生物、抗真菌、抗發炎特性，同時也含有生物鹼。這些生物鹼可以有效治療由流感或食物中毒引起的腹瀉和胃病。

對於消化系統疾病如消化性潰瘍、胃炎、消化不良和結腸炎，金印草也具有療效，可幫助增加消化酶，並顯著增強肝臟和脾臟功能。在預防感染部分，金印草在治療鼻竇、呼吸道、口腔、咽喉、膀胱、酵母菌和尿道等感染特別有用。它也用來治療痔瘡、腳癬、潰瘍瘡，同時能防止經期大量出血。

外用的話，可以用金印草萃取物進行清洗，例如治療結膜炎和眼瞼發炎，也可以製成漱口水，用來預防咽喉痛和牙齦感染。金印草的乳液或藥膏對治療溼疹、皮膚癬、毛囊炎、割傷和皮疹也非常有效。金印草經常與其他植物（包括紫錐菊等）一起使用，兩種草藥的療癒能力相互增強作用。

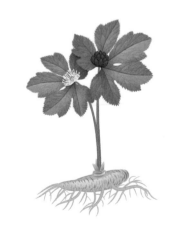

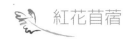 紅花苜蓿

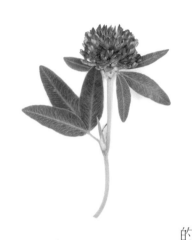

紅花苜蓿（Red clover）的花和葉子都可以用，是最能支持淋巴系統並淨化淋巴液的草藥，能有效對抗各種癌症。它可以幫助肝臟排出毒素，有助於改善乾癬和溼疹等皮膚疾病。它有幫助造血的功能，對於貧血和各種血液相關的疾病都很有益。它也能提高能量，豐富營養素可以分解並且減少脂肪堆積，幫助脂肪排出體外，是現代人減重最好的幫手。它還能幫助舒緩神經系統，平衡荷爾蒙，緩解支氣管和消化道問題，提高生育力。要達到最好的效果的話，可以每天喝三杯。至於紅花苜蓿茶是否適合孕期婦女飲用，建議參考醫師的意見。

【紅花苜蓿茶沖泡方法】

紅花苜蓿茶是沖泡單朵乾燥花的茶飲，為了讓乾燥的紅花苜蓿可以比較容易沖泡出自然的澀味，可以輕捏花朵將它壓碎，或用果汁機稍微攪打。如果是泡一人份的紅花苜蓿茶，可以用5～10朵花，用一杯熱水浸泡最少一小時之後再飲用。

小秘訣

我比較常泡的方式是泡大分量的紅花苜蓿茶，可以直接用量米杯或烘焙用的量杯，一杯紅花苜蓿茶加1000毫升熱水，浸泡一整晚後，隔天飲用。飲用時，可以留下一杯的分量在晚餐後喝，不僅可以分解脂肪，也可以讓它的淨化功能在夜晚時，發揮最大的功效。

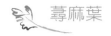
蕁麻葉

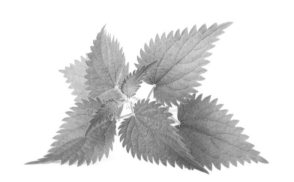

蕁麻葉（Nettle leaf）是一種強大的草藥，可在野外大量生長。它們富含葉綠素和礦物質，包括鐵、鉻、鋅、銅、鎂、矽、鈷和鈣。蕁麻葉也含有豐富的維生素A、E、D、C和K。

蕁麻葉也是有效的抗發炎劑，能有效預防慢性頭痛、咽喉痛、鼻竇感染和疲勞。它也可以幫助降低血糖，對糖尿病患者有益。

蕁麻葉可幫助緩解支氣管疾病，例如慢性咳嗽、胸悶、慢性阻塞性肺病和結核病，有助於消除病毒和細菌感染。它也是天然利尿劑，可以幫助排出體內多餘的液體；可緩解消化不良，例如噁心、胃脹氣，胃酸逆流和結腸炎。

蕁麻葉還是女性生殖系統的終極良方，可以促進卵子生長。它同時有利於促進肝臟和心臟健康，對於預防泌尿道感染、膀胱炎和腎結石都有幫助。蕁麻葉茶也可幫助改善夜間頻尿，解決因起夜上廁所而睡眠中斷的問題。沖泡後放涼的蕁麻葉茶能作為漱口水，有助於緩解牙齦炎，並且防止牙菌斑產生。

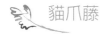
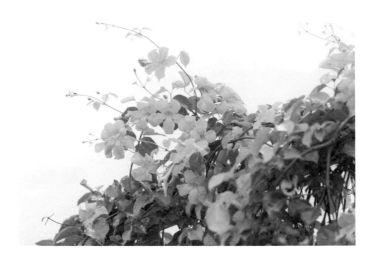

　　貓爪藤（Cat's claw）是一種熱帶的木本藤蔓植物，它的樹皮作爲藥用已經有數百年歷史，從神經系統到消化系統的症狀幾乎都可以緩解。貓爪藤的獨特之處在於細菌等病原體無法對它產生抵抗力，它是逆轉21世紀慢性病和各種未解疾病的最有力資源之一。

　　貓爪藤抵抗EB病毒的效果令人難以置信。大多數癌症和腫瘤都是由EB病毒引起的，貓爪藤不僅可以擊倒病毒，同時增強免疫系統，使其成爲對抗癌症和腫瘤的重要草藥。

　　它也可以消除臭名昭著的鏈球菌，緩解泌尿道感染。引起囊腫性痤瘡、細菌性陰道炎、小腸菌叢過度增生、鼻竇疼痛和鼻竇充血、中耳炎、腸道疾病、喉嚨痛等的鏈球菌，貓爪藤都能有效治療。

　　貓爪藤的抗發炎效用，對於溼疹、牛皮癬、糖尿病、痤瘡、痛風、腹脹、膽結石、壓力大、疲勞、脂肪肝、體重問題和自身免疫性疾病也很有幫助。同時可防止記憶力衰退，做爲預防阿茲海默症等認知疾病的營養補充品。※懷孕中或備孕時，請勿攝取貓爪藤。

檸檬香蜂草

檸檬香蜂草（Lemon balm）具有令人舒緩的特性，讓神經變得不那麼敏感，可緩解壓力，是鎮定神經不可少的草藥，尤其是與消化有關的神經。

檸檬香蜂草可說是萬靈藥，幾乎對人體的每個部位都有很大的幫助。它含有極高的微量礦物質，例如硼、錳、銅、鉻、鉬、硒和鐵，也含有大量的二氧化矽，具有抗寄生蟲、抗病毒和抗菌的作用，可抵抗EB病毒、帶狀皰疹和其他皰疹病毒。對於由鏈球菌引起扁桃腺炎可起治療作用。此外，它還可以清除肝臟、脾臟和腎臟的毒素，減少膀胱發炎與泌尿道感染。

如果你有以下任何一種疾病，請嘗試將檸檬香蜂草納入日常飲食中：營養吸收問題、喉炎、間質性膀胱炎、酵母菌感染、泌尿道感染（如膀胱感染和腎臟感染）、扁桃腺炎、高血壓、EB病毒、單核細胞增多症、帶狀皰疹、短暫性腦缺血發作（小中風）、葡萄球菌感染、幽門螺旋桿菌感染、小腸細菌過度增生、耳朵感染和其他耳朵問題、裂孔疝氣、神經病變、輪癬、焦慮症、憂鬱症、甲狀腺疾病、腎上腺疲勞、偏頭痛、注意力不足、過動症、鏈球菌性喉炎、自閉症、骨骼和腺體結節、萊姆病、肌肉萎縮性脊髓側索硬化症、單純皰疹病毒第一型、單純皰疹病毒第二型、酒糟性皮膚炎、骨質缺乏，多囊性卵巢囊腫、梅尼爾氏症。

如果你有以下任何症狀，同樣建議你將檸檬香蜂草納入日常飲食中：食慾不振、入睡困難、焦慮、胃部緊張、胃部敏感、心悸、熱潮紅、夜間盜汗、五十肩、胃痛、胃炎、腹痛、腹脹、脹氣、神經質、疲勞、腹瀉、急尿、頻尿、體重增加、四肢無力、消化不良、微量礦物質缺乏、牙痛、發燒、癲癇、流鼻血、發炎、組織胺反應、大腦發炎。

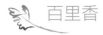

百里香

百里香（Thyme）可以有效抵抗病毒，如EB病毒、帶狀皰疹病毒、肝炎、流感、皰疹、巨噬細胞病毒、HPV等。對患有慢性疲勞症候群、纖維肌痛症、橋本氏甲狀腺炎、類風溼性關節炎、狼瘡、眩暈、耳鳴和多發性硬化症的患者也有幫助。

百里香更有助於增強記憶力、緩解頭痛和肌肉緊張、舒緩咳嗽、緩解發燒以及對抗感冒和感染，因為它含有名為香芹酚的化合物，是一種天然鎮靜劑，對神經系統具有滋補作用。百里香是維生素B_6的良好來源。維生素B_6可以協助合成大腦中的GABA，幫助調節睡眠、提升大腦的神經傳導功能。GABA也是抵抗壓力、避免神經損傷的最佳天然防禦物質。

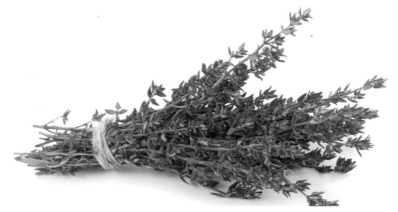

百里香是消化道的優質淨化草藥，它可以破壞某些腸道鉤蟲和蛔蟲，並有助於消化高脂肪的食物；對於維護泌尿道健康同樣必不可少，可幫助預防感染。百里香在草藥中的抗氧化劑含量最高，它含有諸如葉黃素，玉米黃質和柚皮素等生物類黃酮，對消除自由基具有強大的作用。

　　可冷泡或熱沖百里香作爲全日茶飲，孕婦或兒童也可飲用。以熱水所沖泡的百里香茶療效最佳，可將水煮開後降溫一下再沖泡。若選擇冷泡，可以冷泡放置冰箱一天，建議在二到三天內飲用完畢。

　　飲用百里香茶後，其抗菌防疫功效可以長達兩三天，經常飲用可以提升免疫力有效防禦各種病毒。

生蜂蜜

　　生蜂蜜（Raw honey）有「液態黃金」的稱號，因爲它具有抗細菌、抗病毒、抗衰老和抗癌的特性。生蜂蜜指的是未經加工處理的蜂蜜，它比普通蜂蜜提供更多好處，因爲它富含活性酶、胺基酸、維生素、礦物質和脂肪酸，這些對於維持身體健康和預防疾病都非常有幫助。

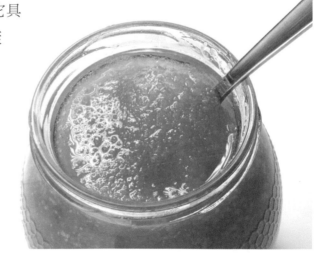

生蜂蜜含有維生素B群、維生素C、鈣、鎂、鉀和鋅等礦物質，具有增強免疫系統、促進消化系統健康、減少喉嚨刺激、穩定血壓、鎮靜神經、緩解孕吐、平衡血糖、治癒潰瘍、淨化血液、抵抗感冒和流感、舒緩喉嚨痛或喉炎等功能，也可以淨化腎臟。

生蜂蜜對消化也很有幫助，因為它含有益生菌，有助於保持腸道中的益菌健康強壯；有去痰的作用，對於支氣管炎和哮喘等呼吸道疾病有益；可以幫助睡眠，也有助於人體夜間進行修復。

生蜂蜜具有吸溼性，也就是它會從細菌中吸收所有水分，最終殺死它們。這就是為什麼生蜂蜜可作為非常好的急救霜，就像是天然的新孢霉素一樣，可外用於割傷、擦傷、皮疹和潰瘍，以保持傷口無菌並加快癒合過程。建議可以每天在檸檬水或花草茶中加入一茶匙生蜂蜜，讓它為我們提供能量和各種好處。

雖然我們很容易買到蜂蜜，但芹菜汁飲食建議食用生蜂蜜。生蜂蜜是蜜蜂採集花蜜後，將蜂蜜儲放在蜂巢內，經充分反芻釀造製成的，釀造時間較長、約一週或兩週以上。在自然釀造且未經人為干涉的過程中，蜜蜂會不斷搧風以降低蜂蜜中的水分，最後會自行吐蠟將蜂蜜封蓋，這種蜜也稱為封蓋蜜。蜜蜂吐蠟封蓋是蜜蜂幾十萬年來的天性，這些封蓋蜜就是蜜蜂自己到缺蜜季節及寒冷的冬季裡要食用的，因此也是營養價值最高的。

雖然根據衛生福利部「包裝蜂蜜及其糖漿類產品標示規定」，僅含蜂蜜成分之產品，才可標示為「蜂蜜」、「100%蜂蜜」或「純蜂蜜」，但並不表示未經加工，建議在購買時須向農場或商家確認，是否為100%未經加工處理、由蜜蜂封蓋的生蜂蜜。

玫瑰果

玫瑰果是一種特殊的治療水果,在野外和家庭花園中皆可大量生長。它富含維生素C、E和K,可以幫助預防和治療感染,如膀胱、腎臟、呼吸道和鼻竇感染以及感冒和流感。

玫瑰果有助於減少與所謂的自體免疫疾病(在芹菜汁生活中並沒有自體免疫疾病的概念)相關的發炎症狀,如關節炎和纖維肌痛症。它還可以緩解消化道不適,也有通便的作用,並有助於防止液體滯留和脹氣。眾所周知,玫瑰果可以防止頭暈和眩暈的影響。

玫瑰果對女性的生殖健康更是極有助益,有助於調節月經量、緩解子宮痙攣和預防乳房疾病。它們有助於淨化和滋養血液和淋巴系統,可預防與壓力有關的疾病,同時可加強循環、呼吸和消化系統。玫瑰果還支持胸腺,胸腺是一種特殊器官,可幫助免疫系統發揮最佳功能。

玫瑰果可以將附著在心臟瓣膜上的膠狀物質溶解,緩解心律不整。它對泌尿道感染緩解的效果比蔓越莓更厲害,也能療癒皮膚問題。

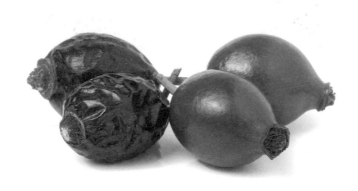

在確認自己有心律不整的問題之後，我搜尋芹菜汁飲食相關書籍的內容，裡面提到心律不整的原因，是因為心臟瓣膜上有一些膠狀物質，這些膠狀物質是來自於病毒的廢棄物。因此除了殺病毒之外，還需要補充可以溶解這些膠狀物質的食物，有這樣功效的食物只有兩種，一個是白樺茸，另一個就是玫瑰果。我在療癒心律不整的過程中，幾乎每天都會攝取這兩種。

靈芝

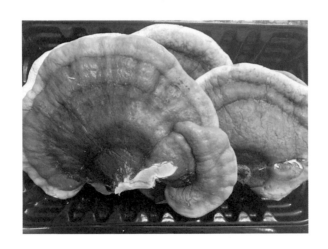

最早論及靈芝的藥學著作是《神農本草經》，此書收載365種藥品，並將所載藥品分為上、中、下三品，上藥「主養命以應天，無毒，多服、久服不傷人」，皆為有效、無毒者。靈芝中的赤芝、青芝、黃芝、白芝、黑芝、紫芝皆被列為上品。靈芝也是中藥材中唯一可入心、肝、脾、肺、腎五臟的藥材，非常珍貴，因其驚人而強大的功效而被稱為藥

王或長生不老藥。

靈芝已被證明可以顯著增強免疫系統功能，是一種非常好的抗癌食物，因為它含有角黃素和β-葡聚醣等化合物，可以幫助免疫細胞與腫瘤細胞結合，抑制腫瘤細胞的生長。它還有助於保護身體免受輻射損傷，並已被證明可以緩解化療症狀，如脫髮、噁心、發燒、感染、體重減輕和頭痛。

靈芝的多醣體有助於維持血糖穩定和平衡，對於心血管健康也很有幫助，可以降血壓、降膽固醇和三酸甘油酯，預防中風和心臟病。它也能夠幫助擴張冠狀動脈，增強血液循環，有助於改善心律不整。

靈芝非常適合鎮靜神經系統，幫助緩解焦慮、驚恐發作和失眠等睡眠障礙。它還有助於提高記憶力和注意力。

靈芝是有效的抗病毒食材，對皰疹、唇皰疹、帶狀皰疹、水痘、感冒和流感非常有益。它的抗發炎特性，也對結腸炎、慢性疲勞、慢性支氣管炎、關節炎以及自身免疫性疾病有幫助，其天然的抗組織胺特性，可以緩解過敏、鼻竇炎和肌肉疼痛。

【經驗分享】

2023年，我在偶然的機會下開始飲用野生靈芝茶。剛開始喝時沒有特別留意它對我身體的幫助，直到一次外食時，才體驗到它強大的功效。

外食的時候為了避免吃進太多化學添加物，我通常會將菜餚稍微過水，將上面的醬汁去除一些，不過有些場合並不適合這樣做。那天因為是長輩請客，所以當天上什麼菜我就吃什麼菜。因為我對化學添加物很敏感，用餐沒多久我就覺得頭有點脹痛，於是隨手喝掉大半瓶帶在身邊的野生靈芝茶。經過十多分鐘後，頭脹的感覺完全緩解。後來我又利用

幾次外食機會試驗野生靈芝茶的功效，每一次緩解的效果都很明顯。

　　我在還沒接觸野生靈芝茶之前，外食後的隔天進行晨間排毒時，很容易出現臉部有皮屑的療癒反應，後來養成外食時搭配喝野生靈芝茶，或者當天晚上補充一杯野生靈芝茶，隔天的晨間排毒就比較沒有療癒反應。

　　野生靈芝茶的抗病毒功效也令我嘖嘖稱奇。有病原體入侵時，我的前期症狀是頭部有震動感，有時候病毒太強時，依照原本的飲食和營養品補充可能需要花個一兩天時間，才能感覺不受病原體的威脅。後來我只要有頭部震動感的前期症狀時，就立刻喝大量野生靈芝茶，身體可以在更短的時間內回到正常的健康狀態。

　　網路上可以搜尋得到野生靈芝的購買方式，產地可能是臺灣或者是中國大陸。臺灣的山區可以採集到野生靈芝，有些農場也會栽培靈芝並在有機食品店販售。野生植物因為生長在自然環境，具有獨特的免疫能力。如果買不到野生靈芝，也可以購買品質較高、無添加的靈芝萃取粉。至於市面上販售的靈芝萃取液，如果添加靈芝以外的其他成分，則不建議食用。靈芝的市售價格有很大差異，一台斤的價格從幾百元到上萬元都有，讀者可以自行評估購買的渠道是否安全可靠。

第七篇

芹菜汁的
療癒應用

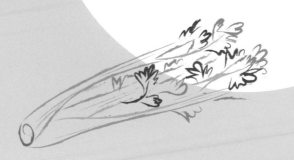

Chapter 18

治療、預防與保健

芹菜汁飲食治癒了很多困擾我的問題，包括牙周病和牙齒敏感等口腔問題以及睡眠、消化、耳鳴、手抖等困擾。如此全面改善身體健康的飲食方法，不僅讓我對它充滿感激，也讓我願意向更多人分享。

口腔的療癒

在進行牙周病治療之前，我曾經進行牙齒除汞的療程，希望將汞排出體外，因為汞的殘留會影響身體健康。由於當時我還不了解芹菜汁生活的觀念，也不知道正確的重金屬排毒的方法，以至於在牙齒除汞之後，身體並沒有感到比以前更好，反而是牙齒狀況變得更糟。

牙周病療程結束後，又出現了牙齒敏感的問題。以往我刷牙時從來不使用牙膏，也不得不開始用抗敏感牙膏。使用一段時間之後並毫無幫助，我只能選擇塗氟治療。雖然我也明白塗氟不是很好的治療方法，容易有重金屬殘留，但在牙齒敏感難耐的狀況之下，只好嘗試幾次的塗氟治療，然而最終仍無法解決敏感性牙齒的問題。

我試著檢視牙齒出現問題的過程，在開始覺得牙齒有狀況的前幾年，我的生活中承受著非常大的壓力。當人們處在重大壓力下時，身體

的免疫功能就會下降，消化功能也跟著變差。這個時候，不僅原本在我身體裡的各種病毒和細菌瞬間趁機變得強大，牙齒同樣也會受到影響，而且狀況愈來愈糟。

　　開始執行芹菜汁飲食後，因為攝取大量的維生素和礦物質，同時透過芹菜汁和各種有助於殺死病原體的食物，先是改善了腸道功能，牙齒自然也就會變得健康。

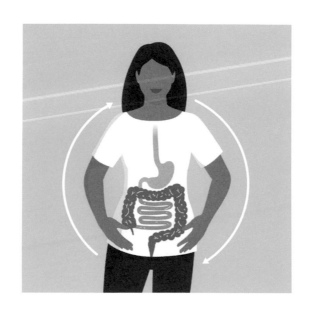

【口腔保健法】

　　每天喝芹菜汁時，可以將芹菜汁含在口腔內三十秒到一分鐘，然後再吞下去，當作每日的保健。特別是當有牙痛、牙齦發炎、喉嚨發炎、感染口腔和唇部的皰疹病毒或細菌時，建議一定要試看看。

　　至於口腔清潔的用品，包括漱口水和牙膏等，也盡量挑選天然成分、無添加氟的，確保不會增加重金屬殘留。

解決睡眠問題

在第一次喝芹菜汁當晚就沉睡八小時的我，對這套飲食法實在有難掩的興奮之情。我開始依照相關書籍，深入分析自己睡眠問題的起因，也藉由經常觀察生活作息的變化，澈底去除影響的因素，讓自己的睡眠品質愈來愈好。

剛開始芹菜汁飲食時，我的消化能力不佳，也還沒完全戒除麵食，而且晚餐吃的食物還是較多油脂。我發現，這樣的晚餐就很容易讓我的睡眠受到影響。我也注意到，如果外食較多時，特別是晚餐，若吃進調味比較重或多是人工鮮味劑的食物，也會讓我在半夜很容易醒來。當然，如果生活忙碌壓力大時，睡眠品質一定會受到影響。

【助眠保健法】

執行芹菜汁飲食後，透過芹菜汁和重金屬排毒果昔以及其他幫助睡眠的食物，同時以少油、少鹽、少添加的方式烹調，我就可以經常維持好的睡眠品質。如果偶而吃錯食物，或者有新的重金屬累積，例如吸入含有大量化學香氛的空氣時，只要當天記得加強排毒，例如多喝加入生蜂蜜的檸檬水或紅花苜蓿茶，補充幫助排毒的營養補充品，我照樣可以睡得安穩。另外，睡前吃芒果也可以讓我睡得更沉。

改善消化問題

開始芹菜汁飲食之前，我的消化問題主要是容易嗝氣，食物無法消化完全和排便不順。晚餐後如果偶而吃宵夜的話，胃就會脹得不舒服。由於這方面問題比起其他困擾我的症狀還算可以忍受，所以執行芹菜汁

飲食期間，我並沒有特別注意自己的消化狀況如何，只是每天例行喝檸檬水、芹菜汁和重金屬排毒果昔，同時多吃各種蔬果，也重覆進行各種排毒法。

一直到有一次和親友吃宵夜，在歡樂氣氛中我也跟著一起盡情享用，家人提醒我不要吃太多免得胃不舒服時，我才發現原來自己的消化能力，已經比以前改善非常多。這也是芹菜汁飲食的強大之處，我只是先專注於改善最困擾我的症狀，沒想到其他問題也都隨之跟著痊癒。

【助消化保健法】

如果餐點內容有較多油脂或比較多葷食時，對腸胃的負擔還是比較大，這時候除了芹菜汁之外，就需要多吃幫助消化的食物，如木瓜、香蕉、野生藍莓和甘草根等。

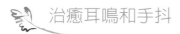 治癒耳鳴和手抖

在前面章節曾提到，困擾我很長一段時間的耳鳴和手抖前期症狀，也都透過芹菜汁飲食法而治癒。

【療癒耳鳴和手抖保健法】

除了每天例行攝取的檸檬水、芹菜汁和重金屬排毒果昔，再加上大腦激活飲，如此難解的病症都可以在很短的期間內改善，甚至痊癒。

Chapter *19*

好好照顧自己，遠離各種症候群

「讓身心更輕鬆」的芹菜汁飲食對於改善婦女疾病、減輕壓力、促進頭髮健康、降低膽固醇以及改善心律不整等方面具有顯著效果。芹菜汁飲食具有殺細菌、病毒的功效，對於婦女疾病如子宮內膜異位、子宮肌瘤等有幫助。此外，芹菜汁還能補充腎上腺所需的礦鹽，改善頭髮問題，並降低膽固醇。同時，通過清潔肝臟並攝取特定食物，如白樺茸茶和玫瑰果茶，芹菜汁飲食也能改善心律不整。這些結果表明，芹菜汁飲食在促進身心健康方面具有重要作用。

讓身心更輕鬆

大多數女性在不同年齡階段，多少都曾有過婦女疾病，如子宮內膜異位、子宮肌瘤、骨盆腔發炎（包括陰道炎、尿道炎以及膀胱炎）、多囊性卵巢囊腫、生殖系統的各種囊腫、其他婦女病（包括生理痛、更年期症候群、不孕、流產、懷孕併發症、產後憂鬱）和乳癌。而這些疾病的發生，多半與體內或外來的細菌及病毒脫不了關係。芹菜汁飲食有殺細菌、病毒的強力功效，同樣可以解決惱人的婦女疾病。在實行芹菜汁飲食長達4年之後，我的健康狀況讓許多同樣是年齡 50⁺ 的朋友很羨慕，

健保卡的就診紀錄，大概只用在牙醫固定的回診檢查，幾乎沒有其他病症的困擾。

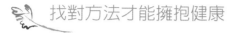

找對方法才能擁抱健康

在開始芹菜汁生活之前，我因多年淺眠問題看過無數中醫，幾乎每一位看過的中醫師都說是因爲接近更年期，所以淺眠、怕冷、提不起勁等問題都推給更年期。我也做過各種西醫檢查，更年期同樣是唯一的解釋。除此之外，我學習氣功，試過非常多自然療法和靈性療法，補充各種營養品，所有想得到、想不到的都盡量嘗試，剛開始時確實都會有一些幫助，但是都無法根治。

這些輔助療法或運動會有幫助，是因爲當我們開始注意自己的健康問題，願意慢下腳步照顧自己時，病症就會減輕，因爲這個時候疲憊的腎上腺才有機會休息，特別是如果生活工作壓力大的人，免疫能力大概

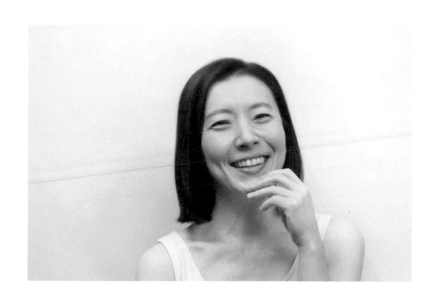

會下降80%，十分容易引發各種病症。

經過4年芹菜汁生活，我真的要大聲跟所有熟齡姊妹們說：**只有停經的事實，沒有所謂更年期症狀。**

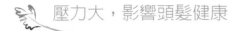 壓力大，影響頭髮健康

腎上腺素是由一組複雜的荷爾蒙組成的，人們面對生活中的各種壓力或遭受挫折時，腎上腺素會湧入你的身體系統，影響五臟六腑、皮膚和頭髮，頭髮就可能會在失去光澤之後，變得像稻草一樣，快速脫落。

由於頭髮有它的生命週期，所以可能不會在腎上腺開始出現問題時就掉髮，而會在我們的身體陸續出現狀況時，才警覺到伴隨有掉髮或頭髮稀疏的情形，所以如果在較大壓力的情況下，就比較容易掉髮。

回溯壓力根源，用芹菜汁來療傷

很多人會在開始喝芹菜汁之後注意到掉髮的問題，而認為是喝芹菜汁的關係。大部分人會開始喝芹菜汁都是因為想改善身體已經有不適症狀，此時其實腎上腺功能早已受影響。所以，即使在這個階段不喝芹菜汁，頭髮仍遲早都會掉落。

芹菜汁所含的礦鹽可以滋養腎上腺，製造更多激素刺激毛囊、使毛髮生長。同時，頭髮的生長週期約為2～6年，喝芹菜汁與掉髮並沒有直接的關係。反之，建議觀察與評估日常生活作息，是否經常處於壓力之下，或在喝芹菜汁之前的半年、一年甚至更久之前，因重大創傷事件而承受過大壓力。認真回顧自己過往的生活狀態，有助於找到自己壓力來源，從而解決反應在身體上的警訊。

我執行芹菜汁飲食生活至今4年的期間，頭頂原本掉髮的空隙已經開始長出新的頭髮。為了讓頭髮能生長得更好，我會經常用新鮮的蘆薈塗抹在頭皮上，也會經常補充印度人參和蕁麻葉，以幫助平衡腎上腺，以及提供有助於頭髮生長的二氧化矽和甲基硫醯基甲烷（Methylsulfonylmethane, MSM）。我也常吃的幫助生髮的食物，如地瓜和野生藍莓。

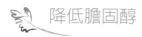 降低膽固醇

開始芹菜汁飲食之前，我的飲食內容就多為蔬食，原本就屬於偏瘦體質的我，即使體重因為飲食改變後減少幾公斤，但總膽固醇總是維持在220左右，三酸甘油酯也維持在100，這兩樣數值一直降不下來，我對於這樣的狀況不太能理解。直到執行芹菜汁飲食，不僅肝臟得以淨化，也增加膽汁的分泌。當我的肝臟處理膽固醇的能力提升，

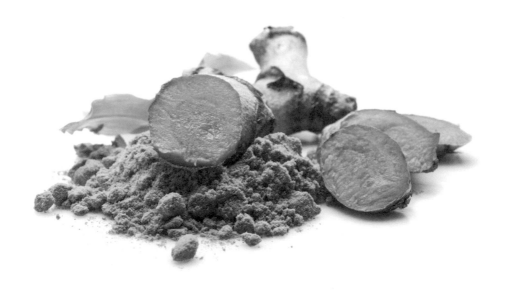

有足夠的膽汁也幫助分解脂肪後，我的總膽固醇降到170，三酸甘油酯也跟著降低到70。

飲食中除了多吃十字花科蔬菜之外，也可以多吃薑黃，因為薑黃的錳和薑黃素對心血管系統的幫助很大，能在降低壞膽固醇的同時，也增加好膽固醇。另外，野生藍莓也是改善心血管疾病的大功臣。

改善心律不整

在透過心電圖檢查確知自己心律不整，但看診醫師只建議我持續追蹤的狀況下，我又發揮追根究柢的精神，積極參考相關書籍，想要尋求西醫以外的解答。反正，就是死馬當活馬醫。

我在書中讀到，肝臟裡面的EB病毒會產生廢棄物，這些廢棄物是黏稠的膠狀物質，當肝臟太髒、毒素太多時，這些膠狀物質就會隨著血液流到心臟，附著在心臟瓣膜上面。心臟瓣膜在正常情況下會有規律的開跟合，但是如果瓣膜上有膠狀物質時，在閉合的瞬間就會被這些膠狀物質黏住，以致於無法按照原本正常的速度再打開，出現心律不整的問題。

這樣的說法的確跟坊間可以蒐集到的資訊很不同，我決定親身實驗。除了平常的芹菜汁飲食之外，我認真食用書上提到可以溶解這些膠狀物質的食物，主要攝取的是白樺茸茶和玫瑰果茶。在喝了8個多月之後，我的心跳頻率就回復到跟一般人一樣。

霍 特 心 電 圖
馬偕紀念醫院
Mackay Memorial Hospital

姓 名：吳念容　　　□男 ■女
病歷號碼：█████　　年齡：050 歲
床位號：　　　　　　11 月
檢查日期：2018/04/06
00:00:00

吳念容　　HOLTER　　2018/04/10 07:53:08　　黃維健　　黃維健　　宋思瑩
HOLTER
開單日期：2018/04/02　　　　　檢查日期：2018/04/06
Conclusions
1. Basically, the heart was in sinus rhythm. The average heart rate during the recording period was about 60 bpm. The maximum rate was 91 bpm at 13:49 and minimum rate was 40 bpm at 04:04.
2. There were 21 supraventricular and 845 ventricular premature complexes.
3. No atrial flutter or fibrillation, supraventricular or ventricular tachycardia or ventricular fibrillation was detected.
4. There was no significant ST-segment or T-wave abnormality.
5. Patient marker was not activated.

Conclusion: Frequent ventricular premature complexes.

2018年的心電圖檢查，心跳頻率超出正常值。

霍 特 心 電 圖
馬偕紀念醫院
Mackay Memorial Hospital

姓 名：吳念容　　　□男 ■女
病歷號碼：█████　　年齡：052 歲
床位號：
檢查日期：2019/10/15

吳念容　　HOLTER　　2019/10/16 17:28:30　　黃維健　　黃維健　　姚如倚
HOLTER
開單日期：2019/10/11　　　　　檢查日期：2019/10/15
Conclusions
1. Basically, the heart was in sinus rhythm. The average heart rate during the recording period was about 65 bpm. The maximum rate was 102 bpm at 12:20 and minimum rate was 42 bpm at 02:22.
2. There were 13 supraventricular and 2 ventricular premature complexes.
3. No atrial flutter or fibrillation, supraventricular or ventricular tachycardia or ventricular fibrillation was detected.
4. There was no significant ST-segment or T-wave abnormality.
5. Patient marker was not activated.

2019年的心電圖檢查，心跳頻率已恢復正常值。

第八篇

內省自己
的身心

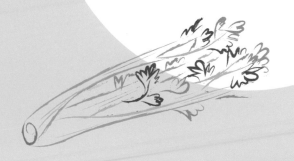

Chapter 20

什麼是療癒反應？

　　分享芹菜汁生活以來，最常被問到的問題之一就是：「我出現○○○的狀況，請問這是療癒反應嗎？」

　　由於每個人身上的細菌、病毒和毒素的種類以及含量都不一樣，而且這些有毒物質存在身體的部位也不同，所以每個人的療癒反應會有相當大的差異，我自己就經歷過非常多種不一樣的療癒反應。為了更清楚執行芹菜汁飲食可能發生的療癒反應，我蒐集了很多芹菜汁飲食實踐者的經驗來跟大家分享。

無法預測，但可以辨別

　　你可能會有疑問：這些症狀不也是一般人都可能有的病症嗎？沒錯，下一個問題就會是：**我怎麼知道是療癒反應，還是我的疾病變嚴重？**

　　其實，很多病症都是被誘發出來的。如果執行芹菜汁生活相當澈底的人，就會比較清楚是不是療癒反應。換句話說，如果有鼻子過敏的人，在喝芹菜汁的同時，還是照常吃起司漢堡，就會很難判斷鼻塞的症狀是不是療癒反應。

　　以我的經驗來說，我的療癒反應通常都會在我喝檸檬水、芹菜汁或者是重金屬排毒果昔的過程當中，或者是喝完之後半個小時以內出現，特別是在進行369排毒的初期，療癒反應會出現得更頻繁，程度也更強。

　　有些療癒反應會瞬間發生，然後就消失。比方說，耳朵深處有搔癢的感覺，但出現之後幾秒鐘就不見了。有些療癒反應則會持續一到兩個月的時間，比方說頭皮發癢、喉嚨癢、咳痰等。至於出現的部位，則是任何你想得到的或想不到的地方，都有可能發生。

　　例如我身上從來不曾起紅疹，但療癒反應出現時，卻在後背和右手臂發出大量疹子。另外，我的療癒反應通常是每隔一段時間就會變換。前面章節曾分享過，我在進行369排毒後，頭皮發癢難忍的經驗。我只能說身體很有智慧，也有它修復的邏輯。直到我持續淨化身體的第三年，我才終於能在執行9天排毒的期間，幾乎沒有任何療癒反應。

可能的療癒反應

療癒反應發生的部位或種類	症狀或感受
頭部	頭暈、暈眩、頭痛、偏頭痛
眼睛	長針眼、痠、疲累、視力暫時模糊
耳朵	耳鳴、耳朵深處發癢
鼻腔	鼻塞、流鼻水／流鼻涕
口腔	口渴、強烈口慾、口腔或舌頭破皮、口舌感覺異樣、出現黑色舌苔、嘴唇周圍出現水泡、味覺改變
咽喉	喉嚨異物感、喉嚨痛、咳嗽／咳痰
胸口	胸悶
腸胃	胃食道逆流、噁心、嘔吐、脹氣、便祕、腹瀉、腸胃不適感、胃有抽筋感
皮膚	乾燥／搔癢、臉部不斷出油、起疹子、裂傷傷口、痘痘爆發、頭皮起疹子
排泄	頻尿、水便、糞便排出浮油或浮粒
婦科	下腹部悶脹感、生理期不規則、經血量改變、分泌物增加
情緒	各種不同負面情緒包括憤怒、悲傷和挫折等
其他	體臭、發冷、水腫、體重減輕、全身疲倦感、嗜睡、對化學物質敏感、手指麻痺感、臉部如被膠水黏住的怪異感、舊疾復發（曾摔傷和扭傷等部位，產生痠、痛、刺麻或電流通過的感覺等）、突發性的疼痛（如落枕般的肩頸痠痛、腰閃到無法轉身等）

雖然列出大部分的療癒反應可以提供參照，然而每個人的身體健康狀況和外在環境都隨時在變化，身體出現的症狀是否為療癒反應，或者是又感染新的病原體，則需要靠自己提高對生活和身體的覺察力才有辦法分辨。假使在9天排毒期間有接觸病原體的話，可能就不容易辨別。

培養你的覺察力

　　前面提到，我在第三年進行排毒時幾乎都沒有療癒反應，但第四年因新冠疫情的各種病原體存在於周遭環境，我也經常出現如耳鳴和三叉神經痛等症狀和療癒反應。幸運的是我對自己身體的敏銳度很高，可以在疑似病原體感染的時候，盡可能在最短時間將病原體殺死，並且將病原體的屍體和造成的各種神經毒素或皮膚毒素排出體外。

　　懂得辨認身體病症的前期症狀非常重要。經過這些年累積的經驗，我發現自己有一些特定的前期症狀，第一個是腦部或全身的震動感，這樣的感受通常會出現在白天小睡醒來時。我做過很多次試驗，如果不理會這個震動感的話，過兩天會覺得頭脹脹的，接下來就會出現一些類似感冒的症狀，如體溫升高，喉嚨卡卡的，或全身不對勁的感覺。

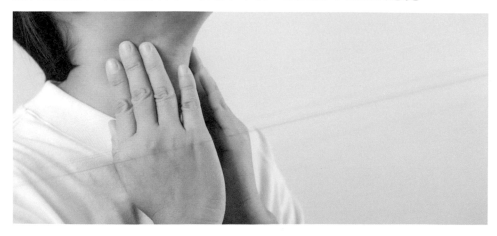

在還沒開始芹菜汁飲食之前，因為在靈性領域學習，當時對這樣的身體震動有不同的解讀，例如能量感受強烈，頂輪有特殊的共振，身體頻率在更新或星象變化等。

多次試驗後，現在只要出現這樣的震動感時，我就會提高警覺，多補充各種需要的食物和營養補充品，避免等到病原體壯大後，我要花費更多力氣去消滅它。

第二個明顯的前期症狀是喉嚨有一點發癢的感覺，這樣的感覺隨時都可能出現，例如和朋友聚會之後、朋友來訪、或吃完外食之後。這個時候，我會直接口含液態鋅來補充營養，因為病原體已經直接進入口腔，如果等到發燒或喉嚨痛就太慢了。

對身體的覺察力是可以培養累積的，家人雖然不是芹菜汁飲食者，但我也同樣建議他們注意身體的前期症狀。即使家人平常並未戒除蛋、奶、麵，也選擇和偶發的口唇皰疹和耳悶的狀況共存。但基本上，家人如果能在像是嘴唇乾躁和些微腫脹感的前期症狀出現時就提高警覺並且及時處理，如多補充檸檬活水、其他蔬果和營養補充品，改變生活作息不熬夜，口唇皰疹就不會出現。至於耳悶的情形，因為並未戒除蛋、奶、麵，加上經常外食，所以並不容易發覺前期症狀。

Chapter *21*

其他生活實踐

除了前面章節討論的飲食方法之外，生活中還有一些小細節可以留意。多留意，就是把握讓自己身心更健康的好機會。

喝咖啡後，觀察自己的身心狀態

我向來沒有喝咖啡的習慣，因為20多年前就發現，如果中午過後喝咖啡，當天晚上就不容易入睡。由於當時的我已經有一些睡眠的困擾，自然而然也就不會選擇喝咖啡。這些年偶而在朋友的邀請下而喝咖啡，也曾出現胸悶的狀況，這讓我對咖啡起了很大的戒心。

咖啡因讓人的腎上腺處於戰或逃模式，由此而得到興奮感，也讓人經常藉著喝咖啡來提神。坊間關於咖啡對人體健康是否有益的說法不一，有很多人有咖啡癮而不自知，也有人想戒卻戒不掉。建議可以在每次喝咖啡之後，除了獲得短暫的興奮感之外，多觀察身體是否會跟著出現一些其他的身體症狀，如頭痛、心悸、煩躁或情緒低落等。

使用公廁的保護措施

使用公廁時很容易感染到各種病原體，因為病原體可能存在於馬桶座、馬桶沖水把手、馬桶池、廁所門把、洗手水龍頭等處，因此可以採取幾個方法減少感染病原體的機會，例如帶著口罩進入公廁，開關廁所門時可以隔層衛生紙，上廁所前先沖一次水之後再開始上廁所。如果是坐式馬桶的話，沖水前先將馬桶蓋放下再沖水。如果是蹲式馬桶的話，可以在沖水時背對馬桶，避免病原體在沖水時噴到空氣中、沾染到臉部，而後又透過手接觸食物，間接把病原體帶進體內。

擦拭時要多用幾張衛生紙，避免將自己的病原體不小心傳染給他人。上完廁所後，依同樣方式再沖一次水。

新衣物，清洗後再穿

幾乎所有的新衣物都被噴灑大量的抗菌劑和除霉劑，包括衣服、褲子、襪子、手帕和寢具等紡織品都是。當我們穿上或接觸這些衣物及用品時，化學毒性就會透過呼吸和皮膚進入到身體裡。建議在購買新衣物和其他紡織品後，先清洗過後再穿或使用。如果有試穿新衣物，也建議盡可能在最短時間內清洗身體。

外食時，自備餐具

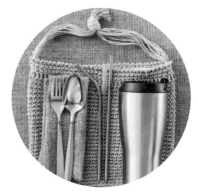

公共用餐的環境中，不論是小吃攤或餐廳，都有可能無法澈底將餐具清洗乾淨，例如殘留在杯口的口紅。而且，店

家也不是在客人用餐之後立刻清洗餐具，更別說有些人還會用筷子或叉子剔牙，因此建議外食時還是要自備餐具。如果沒有自備餐具，也可以跟店家要一杯熱開水將餐具稍微清洗過後再使用，以減少病原體上身的機會。

購買瓶裝中性水而非鹼性水

外出時，我通常都會自己準備飲用水。除了使用家中的過濾飲用水，我還會加入一片檸檬，讓它變成檸檬活水。如果真的必須購買瓶裝水，我只會選擇中性水或礦泉水。雖然有人說鹼性水對身體有益，但喝下鹼性水後，身體仍然需要調整酸鹼值，這可能對身體造成負擔。因此，中性水是較好的選擇。此外，鹼性水或電解水在電解過程中，有可能產生有毒重金屬殘留，所以最好還是避免使用。

不用銅製的用品

使用銅製品，如銅製餐具、銅製飾品、銅製避孕器、銅水管等，產品中的有毒重金屬銅可能進入人體，對身體健康造成不良影響。引發各種問題，例如焦慮、憂鬱、乾癬、異位性皮膚炎、溼疹等症狀。

雖然有些人聲稱補充銅對身體更健康，但透過使用銅製品來增加銅攝取量，實際上可能累積有毒物質。這種方式和透過食用蔬果等食物攝取微量的銅是不同的。因此，在日常生活中，我們應該盡量避免使用銅製品。

避開多穀米

儘管五穀米或十穀米聽起來似乎是健康和營養豐富的選擇，但這些多穀米通常包含小麥、大麥、黑麥等含有麩質的穀類。因此，許多人在不自覺中經常攝取到麩質，卻毫不知曉。

為了避免攝取過多的麩質，我們應該在選擇穀物時優先考慮小米和燕麥，而後才考慮其他的糙米、胚芽米或白米。雖然藜麥具有其營養價值，但它對腸胃的負擔相對較大。因此，對於腸胃較為敏感的人來說，在食用藜麥時應該控制分量。

便利商店健康吃

在選擇便利商店的食物時，選擇成分愈單純的愈好。以下是我自己會挑選的一些飲品和食物，例如檸檬水、透明無色的椰子水、鮮榨果汁（不是濃縮還原的）等。當然，在便利商店中能夠果腹的選擇相對有限。如果真的有需要，我通常只會選擇地瓜和原味燕麥奶作為充飢的選項。

如果不得已要外食，水果攤不失為一個很好的選擇。每種水果都可以提供解渴和充飢的效果，而且許多水果攤也提供切好並裝盒的水果，非常方便攜帶。

【小故事學經驗】

有一次外出時，我的家人買了一包知名品牌的調味堅果。車程中我有點肚子餓了，於是我一邊跟家人聊天，一邊隨手拿了一把堅果吃，也沒看標籤。奇怪的是，我愈吃愈覺得好吃，甚至停不下來。沒幾分鐘，

我開始感到頭昏沉重，這很可能是我對添加物產生反應。這時我才驚覺，剛才吃下肚的堅果，調味可能並不單純，仍有添加了一些對人體有害的成分。

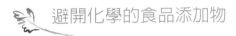 避開化學的食品添加物

購買任何醬料或包裝食品之前，閱讀成分表非常重要。因為大部分添加物都可能導致身體不舒服。當我吃到化學添加物時，通常會立即出現一些反應，例如頭部感到悶脹或昏沉、喉嚨緊縮、舌頭發麻或口渴，有時還會感到胸悶。有時身體的反應可能會延遲一天才出現，例如皮膚乾癢脫皮等症狀。

由於很多添加物其實都是隱藏版的味精，如果不特別注意的話，很可能就在不知情的情況下經常攝取。食物中添加味精，會讓食物嘗起來有一種不同的甜味，而大部分人、包括我自己以前也是，很習慣這樣的甜味，甚至覺得是鮮甜。

味精一般會在大腦中積聚並深入大腦組織，可能引起發炎和腫脹，破壞無數腦細胞，干擾電脈衝，減弱神經傳遞物質，損害神經元，導致混亂和焦慮，甚至可能導致輕微中風。它也會削弱和損害中樞神經系統。如果你有涉及大腦或中樞神經系統的疾病，味精對你尤其有害。然而，無論在任何情況下，味精都對你沒有好處。因此，這是一種你應該永遠避免的添加物（資料來源：《醫療靈媒》，頁397）。

以下醬料和添加物是我一定會避免的成分：蠔油、豆瓣醬、化學醬油、營養酵母、啤酒酵母、玉米澱粉、玉米糖膠、小麥澱粉、食用修飾澱粉、大豆蛋白、麥芽糊精、酵母萃取物、麩胺酸鈉、麩酸鈉、谷氨酸鈉、谷氨酸鹽、以水解為名的添加物、蛋白酶、卡拉膠、麥芽糖糊精、

蛋白酸鈉、巴薩米克醋、麥芽、麥芽糊精、酵母萃取物、明膠、組織蛋白、乳清蛋白、大豆蛋白、高湯、高湯塊、雞粉、牛精粉、人工香料、天然香料等。

添加物的名稱多樣，數不勝數，我只列出了一些常見的。有些標示雖然寫不含防腐劑或不添加味精，但其實都含有上述一些添加物的成分，這些其實就是隱藏版的味精。一個簡單的判斷方式是，只要是看不懂的或不是天然食材的成分，都很有可能是引起身體問題的來源。

【小故事學經驗】

開始避開這些添加物之後，我注意到蠔油的使用率超出我的想像。蠔油不管價格高低，其實都有添加味精，但大部分人並不會特別在意。

有一次，朋友興起燉一大鍋紅燒牛肉和我分享，他很興奮的說，平常都是老婆下廚，今天為了討好老婆，特地到市場採買新鮮牛肉和各種蔬果，為的就是燉一鍋厲害的紅燒牛肉。我嘗了一口，有吃到特別的甜味。他跟我敘述，他加進洋蔥、紅蘿蔔等蔬菜熬湯，雖然熬了好幾小時，可是吃起來就覺得還少一味。他老婆問他說：「你加蠔油了嗎？」原來他少放了這一味！補加了蠔油後，他讚不絕口說：「對了，這樣就好喝了。」

還有一次是初學烹飪的朋友嘗試做西式料理，想要烘烤洋蔥、番茄、蒜頭等新鮮食材來製作沾醬，但嘗味道仍不覺得好吃。最後他的結論是：少了味精味。

我身邊有一些在餐廳廚房工作的朋友，甚至是自己開餐廳的朋友，不論中或西式，料理食物時都少不了蠔油、味精或雞粉等調味料。因為他們說，不加這些化學調味料，整個味道都不對。

所以，我為了自保、避免攝入過多添加物的方式是，只要外出用

餐,我會告知餐廳,自己對調味料過敏,請不要另外加調味料。這麼做其實只能減少攝取而已,因爲很多餐廳會購買市售的半成品,這些半成品早就已經添加了身體不需要的化學調味。情況允許的話,我也會將食物「過水」,以減少攝取化學調味料的機會。

進賣場和各種購物空間時戴口罩

執行芹菜汁生活愈久,我對氣味的敏感度就愈高,也愈發覺得要避開化學毒物,眞的需要注意很多小細節。

超市、生活百貨、汽車百貨、服飾店專櫃等地方都是充滿化學毒物的空間。這些有毒氣味來自於麵包的人工添加香料,清潔用品的人工花草香味,紡織品的防霉抗菌劑等。所以我會隨身帶著口罩,在特定空間或需要時戴上,以減少吸入化學香氛和有毒氣味的機會。

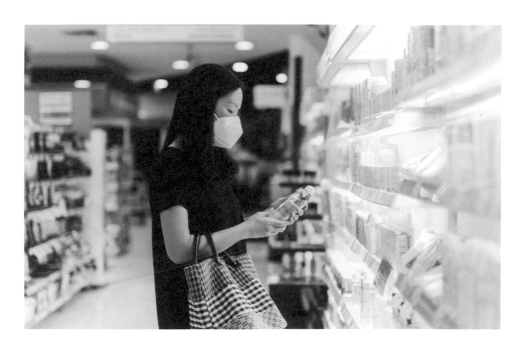

不使用自助加油

為避開石油氣味，我會請加油站服務人員加油，而不使用自助加油。同時，我也會減少搖下車窗的機會或戴上口罩。騎機車的朋友，也可以戴口罩來盡可能保護自己。

鍋物餐廳的選擇

外食選擇鍋物時，我會挑選電磁爐、而不是瓦斯烹煮的餐廳，避免持續吸入瓦斯，影響肝臟的健康。同時，我也會請餐廳只給我白開水當湯底，利用醬料區的洋蔥、蒜末、青蔥、蘿蔔泥、辣椒等辛香料熬煮。如果不習慣無鹽的朋友，必要時可以向餐廳索取鹽巴調味。

小提醒
即使是標榜天然蔬果熬製的湯底，依舊可能含有對身體有害的添加物。建議在食用各式湯底鍋物後，觀察身體的變化。

帶皮蔬果的清洗

如果購買裸裝的帶皮水果，如香蕉和柳橙等，回到家後可以先清洗再食用，因為這些水果可能經很多人的碰觸而沾染一些他人身上的香氛或細菌病毒。另外，一些蔬果的表皮很薄，通常在採收或包裝過程，很容易被指甲或任何物品刮出痕跡，這些刮痕也可能藏有肉眼看不到的有毒物質，建議可以削皮後食用，或食用不帶刮痕的部分，如櫛瓜就是很常見的例子。

第九篇

對自己
好一點

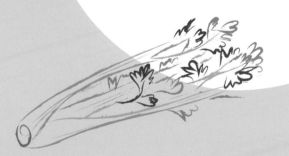

Chapter 22

慢性疾病與靈性療癒

　　當慢性疾病無解時，很多人會試著尋求所謂靈性療癒的方法，包括卜卦問神、祈禱、催眠等。我自己也曾因為怕冷和手腳冰冷，在一次催眠中以為找到答案，但事實上並不然。真正的答案是：只要身體被療癒了，心自然也跟著好了起來。

沒有業力，不需要與慢性疾病共處

　　催眠中，某一世還在襁褓中的我被母親遺棄。她將我放在溪邊的石頭上，夜深了，冰涼的溪水漲上來淹到我的腳。內心的傷痛加上即將面臨生命盡頭的恐懼，讓我無法再進行下去。當時的感受好真實，我也深信不已。有一種說法是，在催眠中找到答案後，生命中困擾的問題就會自然解開。然而即使當時我經歷如此真實的情境，但我的身體還是跟催眠前一樣不舒服，我只好把它當成我的業力，選擇接受並與它共處。

　　執行芹菜汁生活至今已有4年，幾乎困擾我的病症都已經痊癒，我不禁要說：**我們不需要學會和慢性疾病共處，因為幾乎所有慢性疾病，都可以透過芹菜汁和生活飲食作息調整得到康復的機會**。即使現在生活中的病原體比以前更多，偶而會有一些小症狀，但也都可以在很短的時間

內治癒。

你沒有創造自己的疾病

這些年周遭學習身心靈的朋友，陸續傳來乳癌、中風等較嚴重的疾病。可能是因爲這些朋友學會自我覺察，第一個反應要不是「我怎麼把自己搞成這樣」，或者就是「一定是我自己創造的」。聽到這樣的說法，我眞的要大聲說：**不，你沒有創造自己的疾病，只是身上的病毒和毒素太多！沒有人會想要爲自己創造疾病。**

芹菜汁生活是由美國百萬暢銷書作家安東尼‧威廉分享，安東尼在4歲時就接受高我的訊息，能告訴身邊的人得到什麼病症，也知道療癒的方法。他認爲，沒有人會創造自己的疾病，所有的慢性疾病都是因爲病原體和重金屬累積而造成的，也因此每個人都可以透過正確的飲食和排毒方法恢復健康。

收穫身心靈的療癒

賽斯是一位處於多元實相的靈性導師，賽斯系列書籍是由珍羅伯茲口述，由她的丈夫逐字記錄。賽斯書涵蓋的範圍很廣，其中也包括醫學領域。賽斯認爲，疾病是內在心靈扭曲及衝突的表現，因此治療疾病的根源，必得回歸「身心靈平衡」的本質，可以藉由不斷的自我學習及覺察、開悟達到平衡。

賽斯書中對於物質宇宙的詮釋，的確讓我得到許多啟發。然而在身心健康方面，同樣是來自高我的訊息，我選擇相信療癒使者安東尼傳遞的訊息。第一，這是經過我自己，以及全球無數芹菜汁生活實踐者的眞

實見證。第二，賽斯給予珍的傳訊，在1980年代隨著珍的離世而結束，訊息的適用性似乎也停留在上個世紀；而安東尼透過網路平臺和出版書籍，至今仍不斷給予全球人朝向健康之路的指引。

選擇相信賽斯確實有可能讓疾病療癒，因為當自己願意停下來內省、放慢腳步、安心生活、正向樂觀時，肝臟和腎上腺都會得到休息，免疫系統也有機會重建。然而，選擇芹菜汁生活，則讓自己從天然的食物中慢慢得到療癒，不僅身體受益，心靈（其實是大腦）也會得到更多滋養。

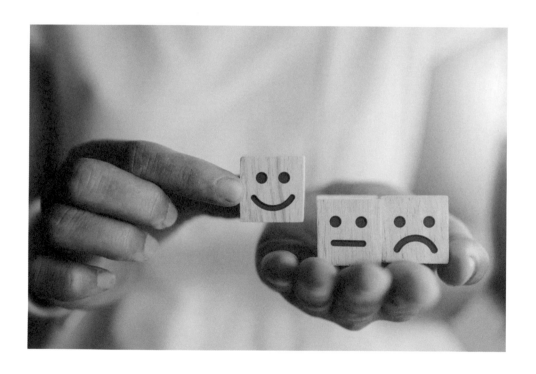

結語

學會「與病原體共存」，而不是「與慢性疾病共存」。

全球大約有75%的人，都是處於亞健康的狀態。所謂亞健康，就是健康檢查沒有太大異常，但日常生活中卻感到身體不適，例如常常頭痛、頭暈、疲倦、腰痠背痛、四肢無力或胸悶等。其實亞健康的人，就是在傳統醫療領域無法得到解答，而只能選擇和慢性疾病共存的人。

常常有朋友問我說，我已經喝這麼多年芹菜汁，為什麼還要繼續喝？的確，剛開始時我也曾經想過，等哪一天我的身體都完全舒服的時候，我就可以不用每天花時間洗芹菜、喝芹菜汁。不過，現在的我選擇繼續實踐芹菜汁生活，因為我明白在這樣的生活環境中，體內的病原體是殺不完的。再者，我也不可能完全避開環境中的有毒物質。只有透過芹菜汁生活的方式，我才能在健康的情況下和病原體共存。我很慶幸自己認識芹菜汁生活方法，進而實踐，成為25%的健康族群之一。

對於想要開始執行芹菜汁生活的朋友，我最衷心的建議倒不是趕快去買一臺高價的慢磨榨汁機來榨芹菜汁，而是從芹菜汁生活減法開始。例如：

減鹽。

減油。

減一顆蛋。

減一杯牛奶或一片起司。

減一餐麵食或一個麵包。

減一餐葷食。

減一餐外食。

減一瓶含有化學香味的保養品或用品。

減一瓶含有食品添加物的調味醬料。

漸進式的減去生活中的無形殺手，就是邁向芹菜汁生活很好的開始。

所有身體和心理的慢性疾病都有機會在芹菜汁生活中被療癒，需要的只是時間和對的飲食生活方法。

國家圖書館出版品預行編目資料

我的芹菜汁生活：喝出沒有慢性病的體質 / 吳念容著.
-- 初版. -- 臺中市：晨星出版有限公司, 2023.12
　　面；　公分. --（健康與飲食：156）

ISBN 978-626-320-718-9（平裝）

1.CST: 健康飲食 2.CST: 果菜汁 3.CST: 健康法

411.3　　　　　　　　　　　　　　　112018950

健康與飲食 156

我的芹菜汁生活
喝出沒有慢性病的體質

作者	吳念容
主編	莊雅琦
編輯	洪　絹
攝影	張雅棋、吳念容
校對	洪　絹、張雅棋、黃嘉儀
網路編輯	黃嘉儀
美術排版	曾麗香
封面設計	王大可

可至線上填回函！

創辦人	陳銘民
發行所	晨星出版有限公司

407台中市西屯區工業30路1號1樓
TEL：04-23595820　FAX：04-23550581
E-mail：service-taipei@morningstar.com.tw
http://star.morningstar.com.tw
行政院新聞局局版台業字第2500號

法律顧問	陳思成律師
初版	西元2023年12月01日

讀者服務專線	TEL：（02）23672044 /（04）23595819#212
讀者傳真專線	FAX：（02）23635741 /（04）23595493
讀者專用信箱	service @morningstar.com.tw
網路書店	http://www.morningstar.com.tw
郵政劃撥	15060393（知己圖書股份有限公司）
印刷	上好印刷股份有限公司

定價420元
ISBN 978-626-320-718-9